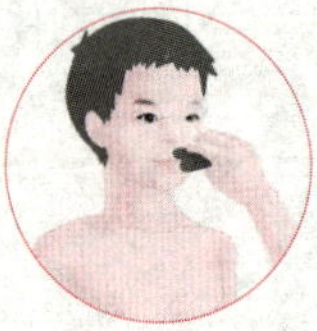

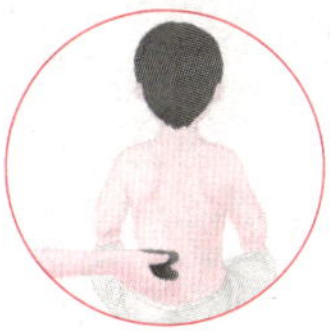

父母会刮痧，孩子不生病

张威○编著

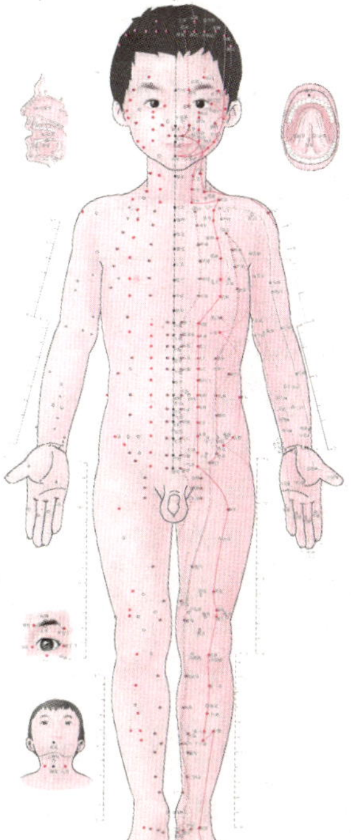

天津出版传媒集团
天津科学技术出版社

图书在版编目（CIP）数据

父母会刮痧，孩子不生病 / 张威编著 . -- 天津：天津科学技术出版社，2013.10（2020.10 重印）

ISBN 978-7-5308-8292-4

Ⅰ . ①父… Ⅱ . ①张… Ⅲ . ①小儿疾病—刮搓疗法 Ⅳ . ① R244.4

中国版本图书馆 CIP 数据核字（2013）第 206088 号

父母会刮痧，孩子不生病

FUMU HUI GUASHA HAIZI BU SHENGBING

策 划 人：杨 譞

责任编辑：王朝闻

责任印制：兰 毅

出 版：天津出版传媒集团 / 天津科学技术出版社

地 址：天津市西康路 35 号

邮 编：300051

电 话：（022）23332490

网 址：www.tjkjcbs.com.cn

发 行：新华书店经销

印 刷：德富泰（唐山）印务有限公司

开本 720 × 1020 1/16 印张 15 字数 130 000

2020 年 10 月第 1 版第 2 次印刷

定价：45.00 元

前　言

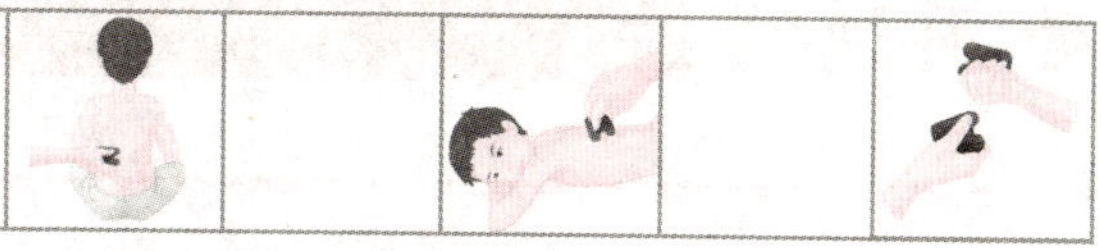

现代人的社会压力普遍较大，这种压力也波及孩子身上，孩子的学习压力和心理负担都非常重，怎样让孩子拥有强壮的身体成为家长越来越关心的话题。孩子生了病，耽误学习不说，还得打针、吃药、哭闹、受罪，家长也跟着揪心。俗话说："是药三分毒"，药物本身的副作用让父母常常暗自担心，而苦苦的药物让孩子每次吃药都成了一场"灾难"。

刮痧帮助父母解决孩子不喜欢吃苦药的问题，一周之内2～3次刮痧，就可以轻轻松松地为孩子治病，再也没有药物毒副作用的担心。

父母通过刮痧的方式，可以帮助孩子排除体内毒素，改善微循环，消除疾病隐患，"不治已病治未病"，让孩子防病于未然。刮痧是通过刮痧板刮拭孩子皮肤表面的特定位置，改善身体经络、血液微循环，与西医的打针、输液相比，不对孩子造成新的伤口，杜绝了伤口感染的可能性。同时，由于儿童刮痧多采用特殊的刮痧手法和运板方式，不会给孩子造成较大的疼痛，且在刮痧之后一两天内，微微的疼痛会自动消失。

《父母会刮痧，孩子不生病》针对现代儿童的体质，为家长们介绍了儿童刮痧的基础知识和各种常见病的具体操作方法。这些病症涉及呼吸系统、血液循环系统、消化系统、皮肤疾病、五官疾病等病症，每一病症附有详细的刮痧疗法图标以及辅助食疗方法，为广大父母更简单、高效地阅读和理解此书，全面保护孩子的健康起到重要作用。内容全面系统，是父母帮助孩子治病强身的最佳帮手。

刮痧不需理解艰深的知识，不必使用专业的医疗器材，只要找到正确的穴位及反射区，掌握基本的刮拭手法、习惯与熟练之后很快就能掌握。本书讲解通俗，方法简单，一看就懂，一学就会，是父母必备的家庭保健书。

使用说明

本书选取了儿童常见病症及其他各种疑难杂症，并介绍了每种病症的详细解释和刮痧手法，这样就几乎涵盖了所有常见疾病的刮痧疗法。书中配有大量图示，以展现精确的刮痧顺序。与其他刮痧图书不同的是，本书还介绍了医学专家的私藏——儿童食疗方法，帮助父母在几秒内准确找到穴位，并辅助食疗，给孩子进行刮痧治疗。

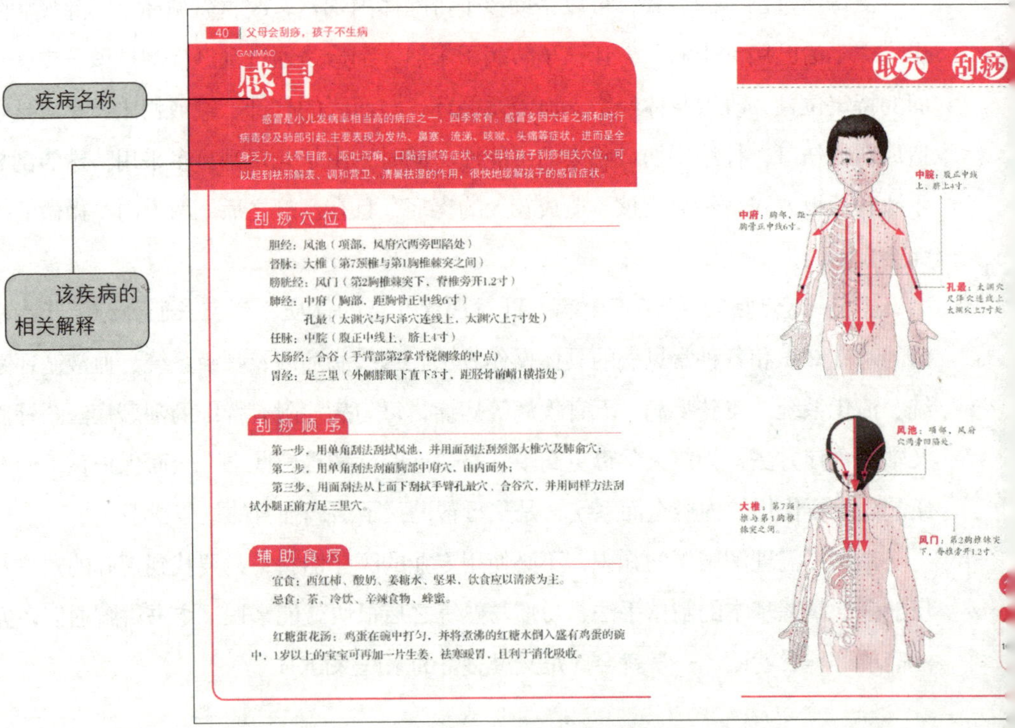

40 | 父母会刮痧，孩子不生病

GANMAO

感冒

感冒是小儿发病率相当高的病症之一，四季常有。感冒多因六淫之邪和时行病毒侵及肺部引起.主要表现为发热、鼻塞、流涕、咳嗽、头痛等症状，进而是全身乏力、头晕目眩、呕吐泻痢、口黏苔腻等症状。父母给孩子刮痧相关穴位，可以起到祛邪解表、调和营卫、清暑祛湿的作用，很快地缓解孩子的感冒症状。

刮痧穴位

胆经：风池（项部、风府穴两旁凹陷处）
督脉：大椎（第7颈椎与第1胸椎棘突之间）
膀胱经：风门（第2胸椎棘突下、脊椎旁开1.2寸）
肺经：中府（胸部、距胸骨正中线6寸）
孔最（太渊穴与尺泽穴连线上、太渊穴上7寸处）
任脉：中脘（腹正中线上、脐上4寸）
大肠经：合谷（手背部第2掌骨桡侧缘的中点)
胃经：足三里（外侧膝眼下直下3寸、距胫骨前嵴1横指处）

刮痧顺序

第一步、用单角刮法刮拭风池、并用面刮法刮颈部大椎穴及肺俞穴；
第二步、用单角刮法刮前胸部中府穴、由内而外；
第三步、用面刮法从上而下刮拭手臂孔最穴、合谷穴、并用同样方法刮拭小腿正前方足三里穴。

辅助食疗

宜食：西红柿、酸奶、姜糖水、坚果、饮食应以清淡为主。
忌食：茶、冷饮、辛辣食物、蜂蜜。

红糖蛋花汤：鸡蛋在碗中打匀，并将煮沸的红糖水倒入盛有鸡蛋的碗中，1岁以上的宝宝可再加一片生姜，祛寒暖胃，且利于消化吸收。

最新国际标准穴位位置图，形象、直观、准确

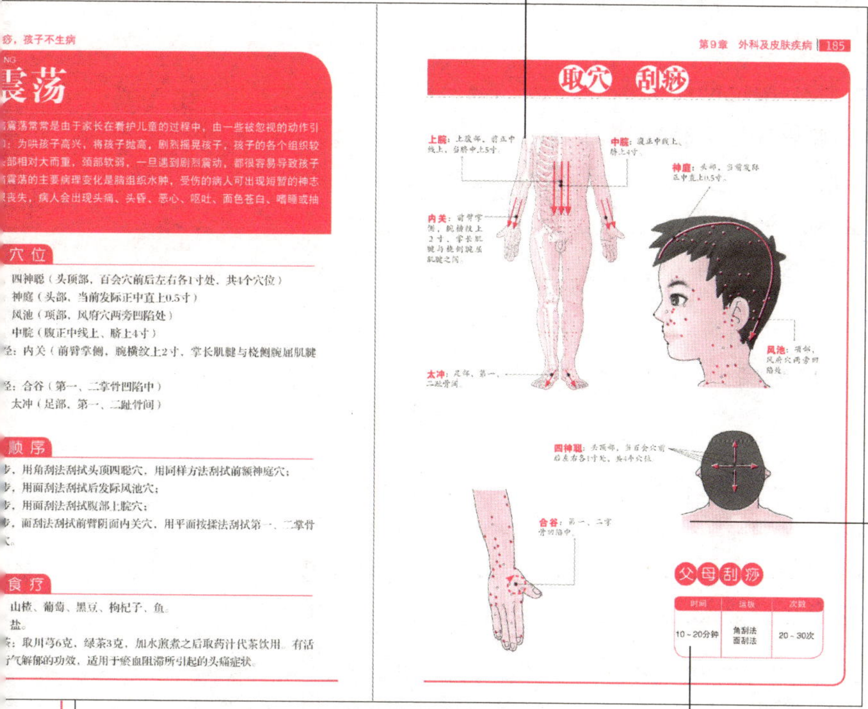
痧，孩子不生病

震荡

震荡常常是由于家长在看护儿童的过程中，由一些被忽视的动作引起：为哄孩子高兴，将孩子抛高，剧烈摇晃孩子，孩子的各个组织较部相对大而重，颈部软弱，一旦遇到剧烈震动，都很容易导致孩子震荡的主要病理变化是脑组织水肿，受伤的病人可出现短暂的神志丧失，病人会出现头痛、头昏、恶心、呕吐、面色苍白、嗜睡或抽

穴位

四神聪（头顶部，百会穴前后左右各1寸处，共4个穴位）
神庭（头部，当前发际正中直上0.5寸）
风池（项部，风府穴两旁凹陷处）
中脘（腹正中线上，脐上4寸）
经：内关（前臂掌侧，腕横纹上2寸，掌长肌腱与桡侧腕屈肌腱
经：合谷（第一、二掌骨凹陷中）
太冲（足部，第一、二趾骨间）

顺序

步，用角刮法刮拭头顶四聪穴，用同样方法刮拭前额神庭穴；
步，用面刮法刮拭后发际风池穴；
步，用面刮法刮拭腹部上脘穴；
步，面刮法刮拭前臂阴面内关穴，用平面按揉法刮拭第一、二掌骨

食疗

山楂、葡萄、黑豆、枸杞子、鱼
盐
：取川芎6克，绿茶3克，加水煎煮之后取药汁代茶饮用。有活气解郁的功效，适用于瘀血阻滞所引起的头痛症状。

第9章 外科及皮肤疾病 185

取穴 刮痧

父母刮痧

时间	法板	次数
10～20分钟	角刮法 面刮法	20～30次

只要您按照图示顺序进行刮痧，立刻就会有效，一看便知，一学就会

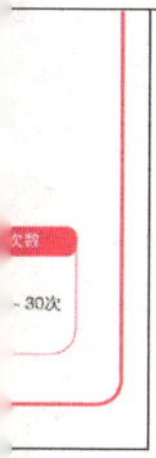

对照精确的刮痧图，加上方便且适用的刮痧顺序，还有父母刮痧的方式、程度和时间，您现在就可以开始给自己的孩子刮痧了

目 录

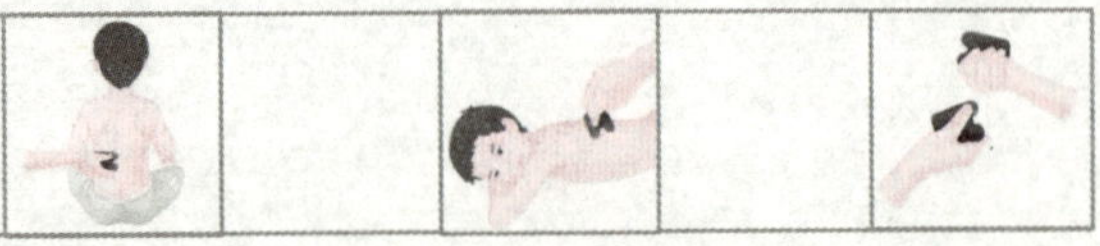

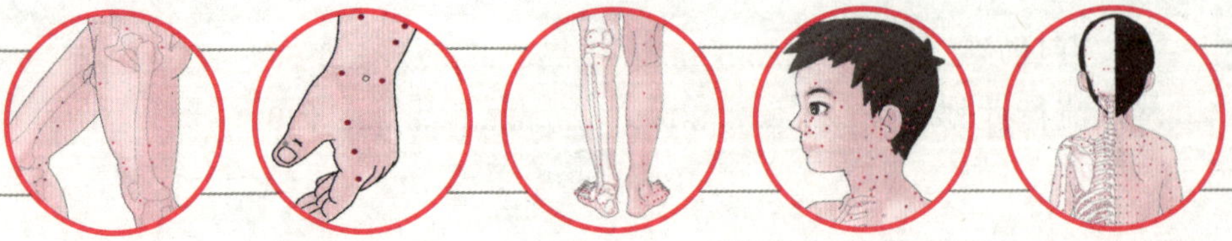

第9章 外科及皮肤疾病

第10章 五官部疾病

第11章 急症

经络刮痧：维系孩子健康的安全网

在中国古老的医学理论中，经络学说是其中的一个重要组成部分。经络遍布全身，是人体的气、血、津液运行的主要通道，是连接人体各个部分的枢纽。在孩子正常的身体结构中，皮肤、毛发、骨骼、肌肉，都是依靠经络的沟通和联结，才将孩子的身体构成统一的整体。

同时，由于经络遍布人体周身各个部分，因此它发挥着协调内外、平衡阴阳的作用。若是经络失去了在气血运行方面的作用，此时如果孩子遇到天气突变、传染疾病等情况，外面的邪气就会由经络进入脏腑；或者因饮食、学习过累等情况，内脏之邪由脏腑、经络进入皮肤、毛发。因此，若是外邪之气侵入孩子身体，就是从经络逐渐进入脏腑，由表及里；相反，如果脏腑发生病变，也会通过经络反映到体表上来，这是由里及表。

刮痧的治病原理就是这样的。从现代医学上来说，刮痧主要是通过刮痧手法刺激皮下毛细血管和神经末梢，使冲动传入中枢神经系统使其产生兴奋，发挥神经系统正常的调节功能，亦可刺激局部毛细血管，使其扩张，加强循环血流量，增强抵抗疾病的能力。经络上的穴位为经络上的敏感反应点，家长为孩子刮痧，可以在孩子的穴位周围顺次刮拭，即可得到良好的治疗效果。

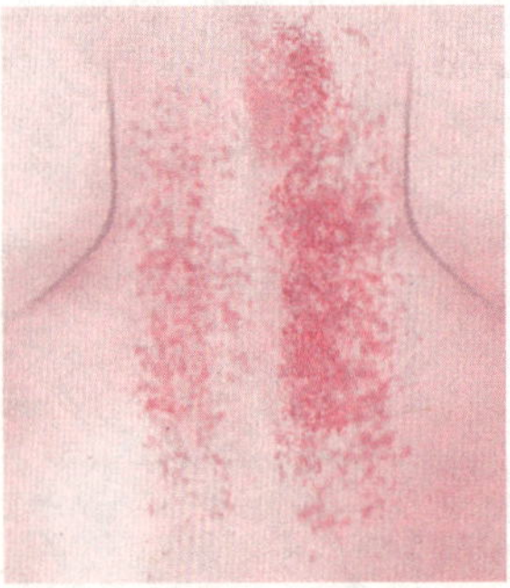

出痧

刮痧后在经脉气血瘀滞的部位会出现颜色深浅不同的痧斑。

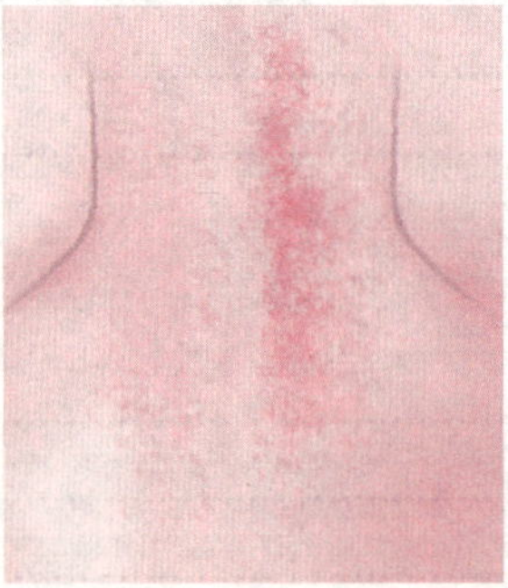

退痧

所出之痧的颜色逐渐变浅，慢慢消退。

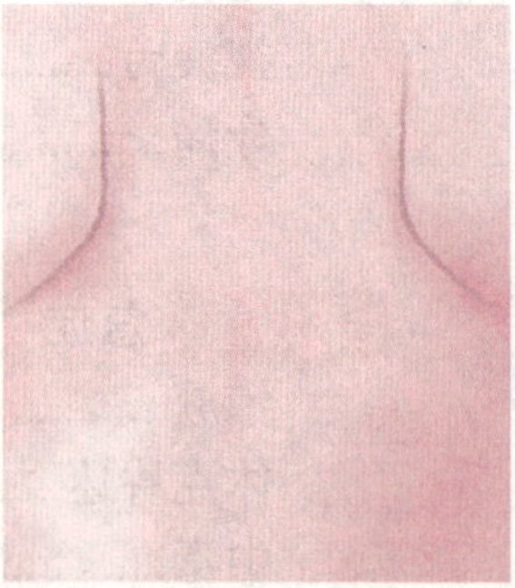

无痧

几天以后，痧被机体免疫细胞完全清除，皮肤颜色逐渐恢复正常。

经络系统表

JING LUO XI TONG BIAO

- 经脉
  - 十二经脉
    - 手三阳经
      - 手阳明大肠经…………如：偏历
      - 手少阳三焦经…………如：外关
      - 手太阳小肠经…………如：支正
    - 手三阴经
      - 手太阴肺经……………如：列缺
      - 手厥阴心包经…………如：内关
      - 手少阴心经……………如：通里
    - 足三阳经
      - 足阳明胃经……………如：丰隆
      - 足少阳胆经……………如：光明
      - 足太阳膀胱经…………如：飞扬
    - 足三阴经
      - 足太阴脾经……………如：公孙
      - 足厥阴肝经……………如：蠡沟
      - 足少阴肾经……………如：大钟
  - 十二经别、十二经筋、十二皮部（→ 十二经脉）
  - 奇经八脉
    - 任脉……………………………………如：鸠尾
    - 督脉……………………………………如：长强
    - 冲脉
    - 带脉
    - 阴维脉、阳维脉、阴跷脉、阳跷脉——附属于十二经脉之间
- 络脉
  - 十五络——从经络分出的横斜分支
  - 孙络——自络脉分支而出，数以万计，遍布周身
  - 浮络——体表的络脉

十二经脉衔接走向图

头身部衔接	经脉走向	四肢部衔接
肺	手太阴 →	
		手次指端（商阳穴）
←	手阳明	
鼻孔旁（迎香穴）		
	足阳明 →	
		足大趾内端（隐白穴）
←	足太阴	
心中		
	手太阴 →	
		手小指端（少冲、少泽 ）
←	手太阳	
内眼角（睛明穴）		
	足太阳 →	
		足小趾端（至阴穴）
←	足少阴	
胸中		
	手厥阴 →	
		手无名指端（关冲穴）
←	手少阳	
外眼角（瞳子髎）		
	足少阳 →	
		足大趾外端（大敦穴）
肺 ←	足厥阴	

十二经脉循行与脏腑病候分类

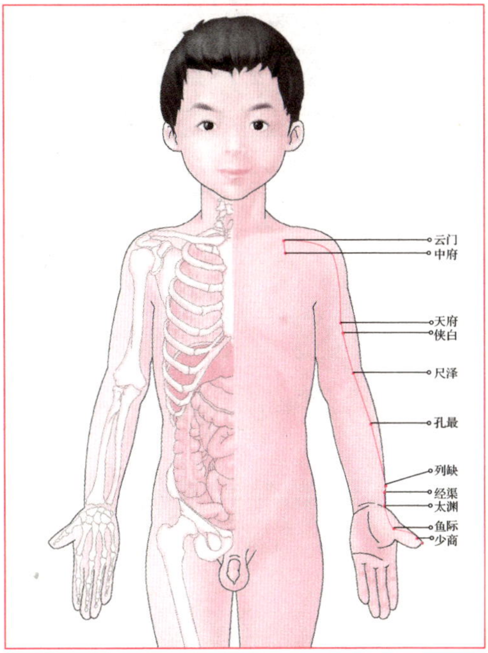

一、手太阴经 肺

表现病症： 咳嗽、气喘、肩背痛、掌中发热。

刮痧顺序： 由中府穴、云门穴向少商穴方向划动，即由臂走手。以沿线侧出现红紫色痧点为度。

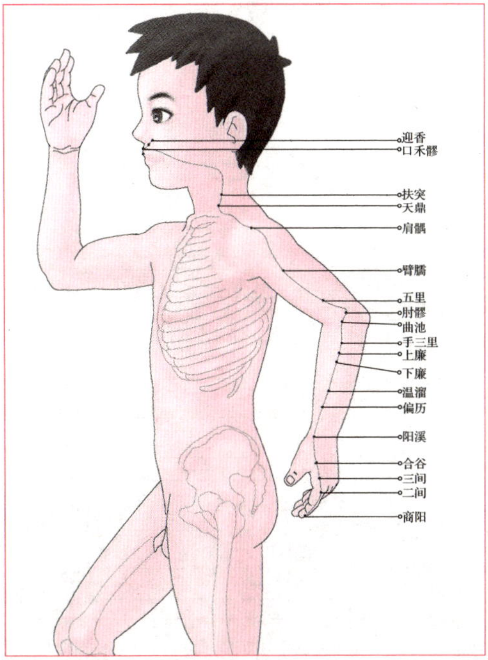

二、手阳明经 大肠

表现病症： 口干、牙痛、咽喉肿痛、腹痛、肠鸣。

刮痧顺序： 由手指商阳穴向上臂、上颈走迎香穴、口禾髎穴，以沿线侧出现红紫色痧点为度。

三、足阳明经 胃

表现病症： 头痛、汗出、腹水、尿黄、寒战。

刮痧顺序： 由头目部承泣穴下面颈入缺盆穴，经胸腹下入到下肢脚趾厉兑穴为止，以沿线侧出现红紫痧点为度。

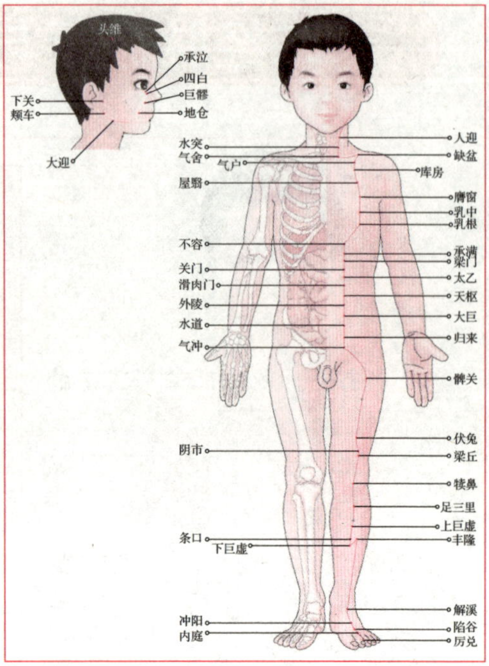

四、足太阴经 脾

表现病症： 呕吐、身沉重、黄疸、面黄、腹满。

刮痧顺序： 由隐白穴经上足背，上行胸腹直至腋前周荣穴、胸乡穴，以出现循线红肿、痧点为度。

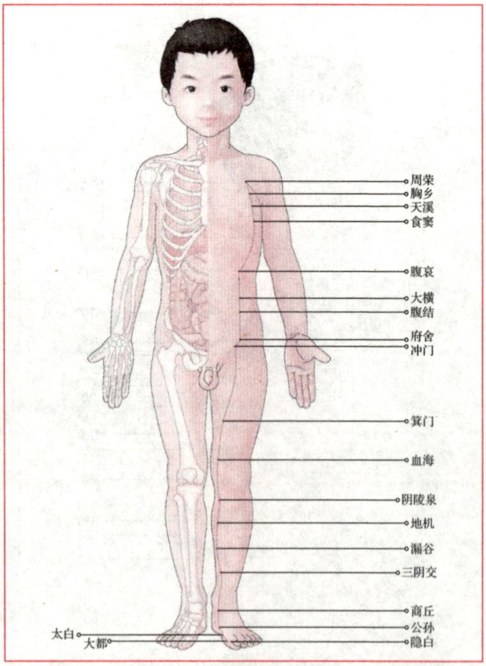

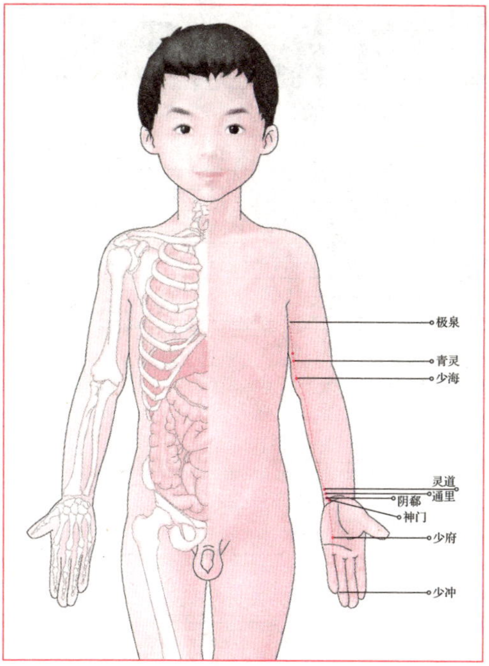

五、手少阴经 心

表现病症：卧不安、肋痛、易心烦。

刮痧顺序：由手指末端的少冲穴刮至神门穴，渐次经肘入腋窝，以刮至循经两侧出现红肿为度。

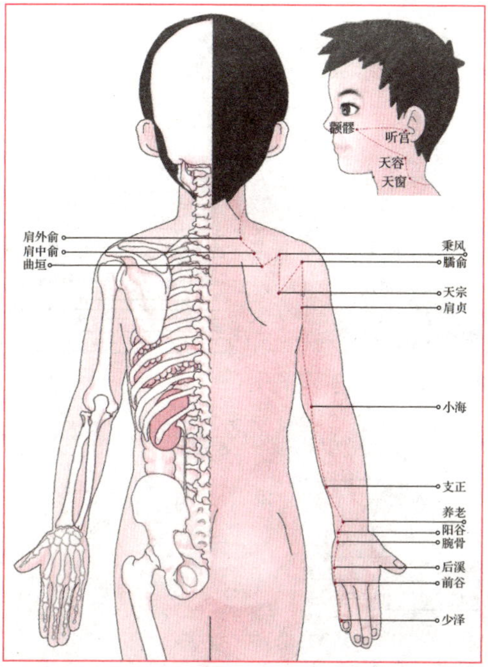

六、手太阳经 小肠

表现病症：肠中热、尿痛、耳膜黄染、颌肿头不可动。

刮痧顺序：从手指少泽穴开始逐渐刮上手臂、走肩上头止于耳前的听宫穴、颧髎穴，以沿线侧出现红紫色痧点为度。

七、足太阳经 膀胱

表现病症： 目刺痛、耳鸣、腰痛、疟疾、癫痫、溢泪、失语。

刮痧顺序： 由足趾至阴穴直上小腿、臂背，上行到头部至通天穴，以沿线出现红肿透斑为度。

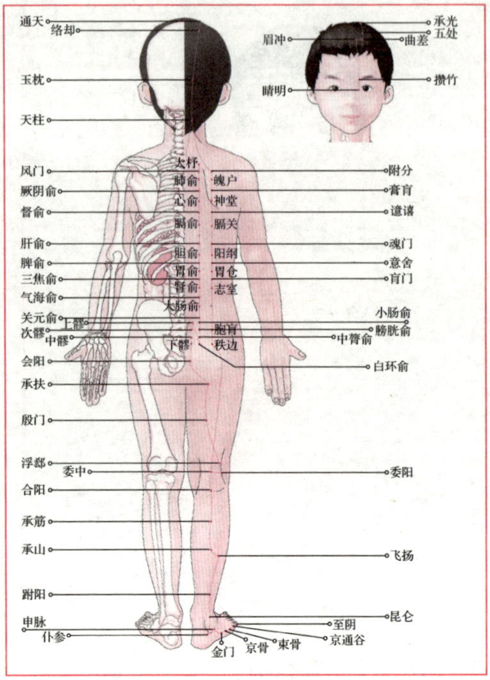

八、足少阴经 肾

表现病症： 久泄、大便艰涩、浮肿、嗜卧、足掌热。

刮痧顺序： 由足部涌泉穴向上经腿肚、大腿至胸腹部至胸中彧中穴及俞府穴，以沿线出现紫红痧点为度。

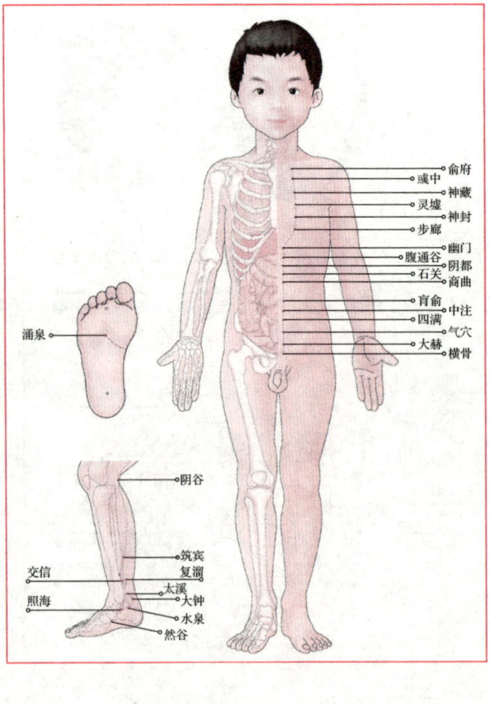

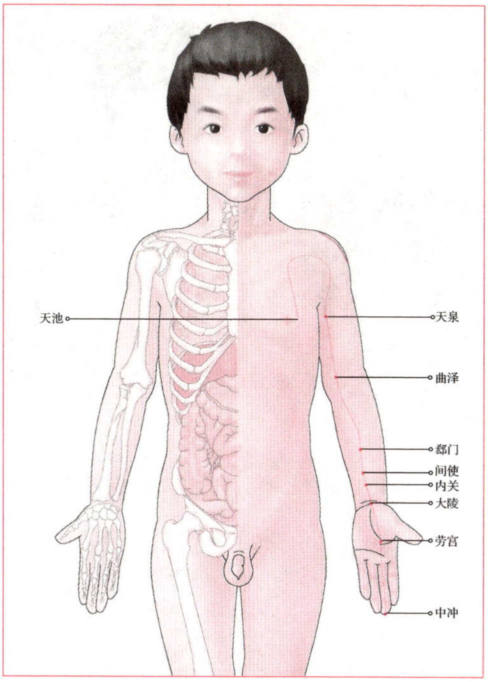

九、手厥阴经 心包

表现症状： 心区痛、身体发热、心悸、昏厥、舌不能言。

刮痧顺序： 由手指末端的中冲穴经上手臂入腋下，以循经两侧出现紫红色痧斑为度。

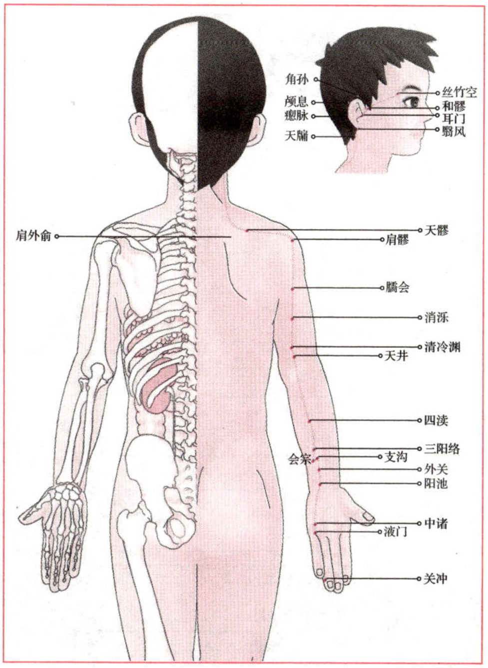

十、手少阳经 三焦

表现症状： 咽肿喉痛、汗多、遗尿、目外疵痛。

刮痧顺序： 从手指关冲穴上行手臂至颈头部眼角处丝竹空穴。以沿线侧出现红紫色痧点为度。

十一、足少阳经 胆

表现症状： 口苦、面如灰尘、腋下淋巴结肿大、锁骨上窝疼痛。

刮痧顺序： 由头到脚，以循经两侧出现红色痧点为度。

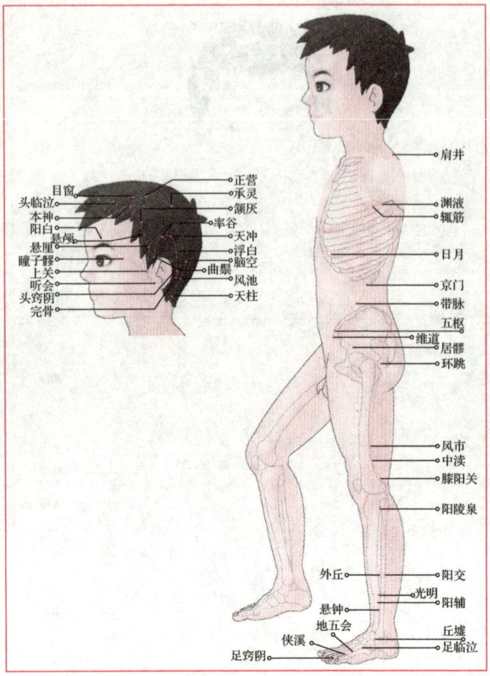

十二、足厥阴经 肝

表现症状： 疝气、消化不良、泄泻、烦躁、身热、善怒。

刮痧顺序： 由脚趾端大敦穴上行至腹中为止，以刮拭后循经线路出现红紫痧点为度。

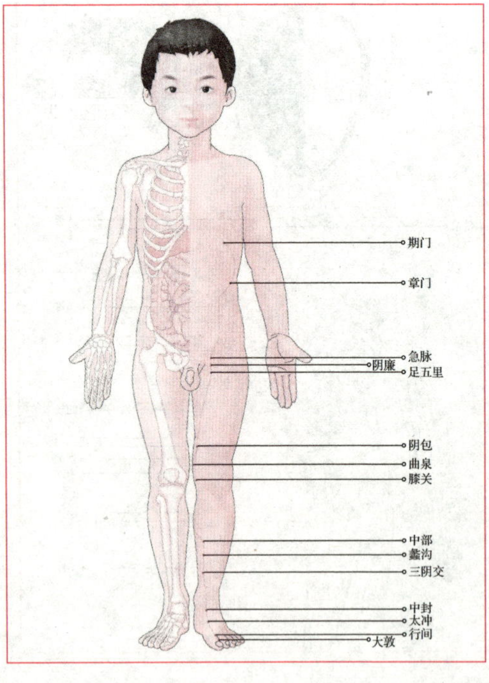

奇经八脉

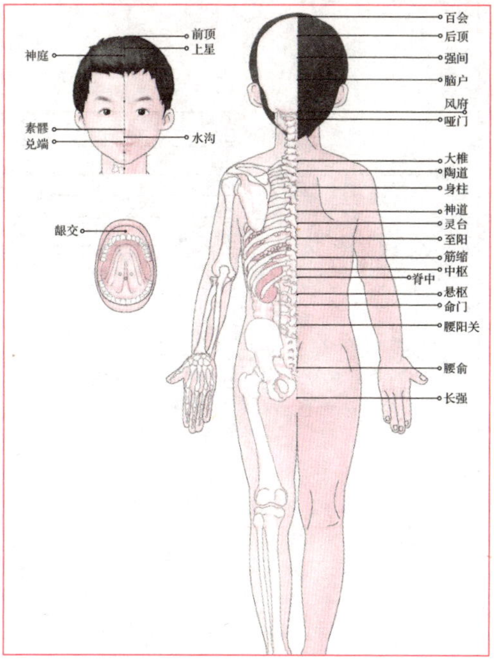

一、督脉

表现症状：项背强直、角弓反张、头痛、眩晕、遗尿、癫痫、盗汗。

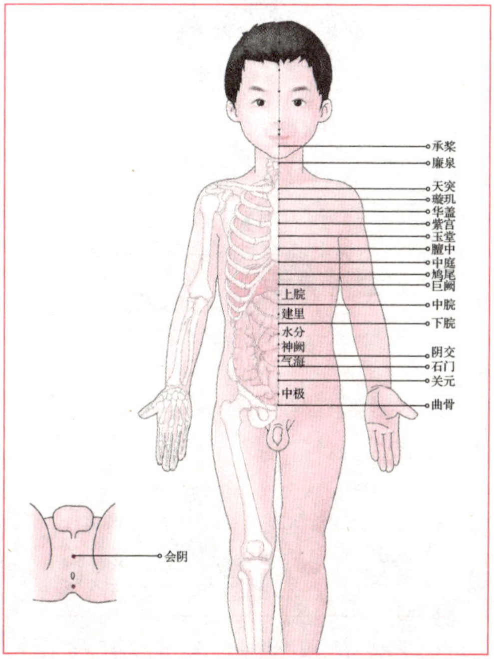

二、任脉

表现症状：腹痛且有肿块、痔疾、咳嗽、尿血、牙痛、肿痛、呃逆、小便不利。

三、冲脉

表现症状： 疝气、遗尿、反胃、肠鸣、便血。

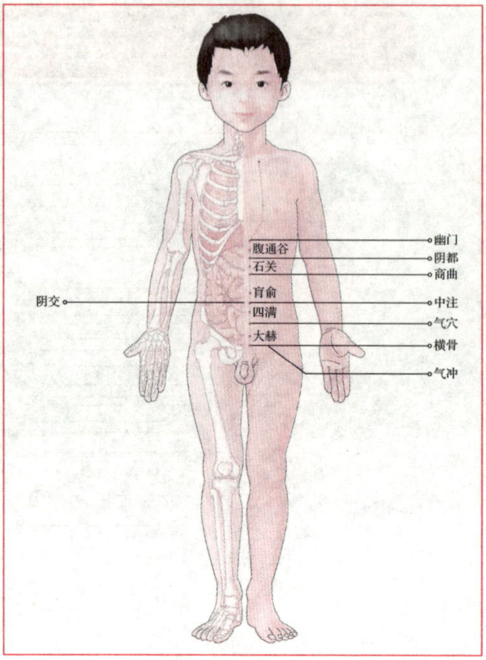

四、带脉

表现症状： 小腹胀满、肢体麻木、目赤痛、牙痛、荨麻疹、腿痛。

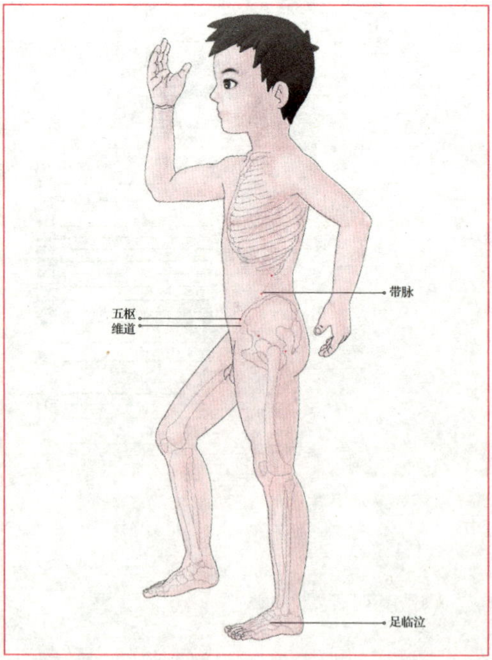

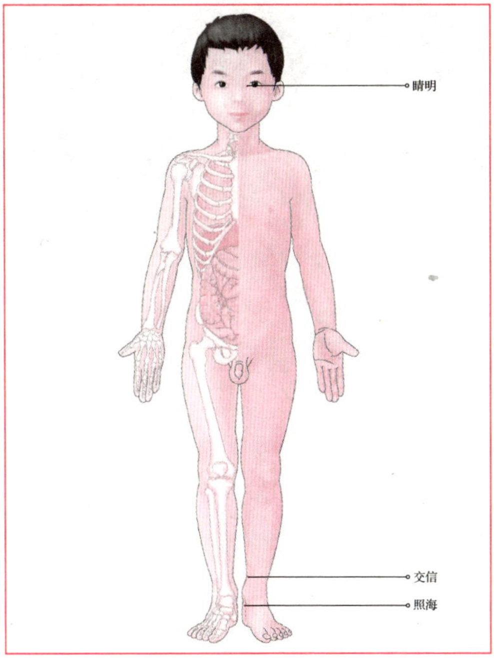

五、阴跷脉

表现症状：多眠、癫痫、吐泻、反胃、疝气。

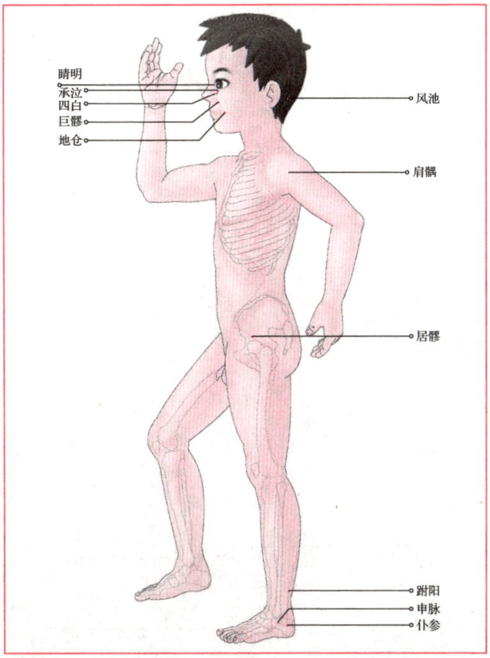

六、阳跷脉

表现症状：失眠、癫痫、自汗、眉棱骨痛、四肢疼痛、麻木。

七、阴维脉

表现症状：心痛、泄泻、脱肛、疟疾、发热。

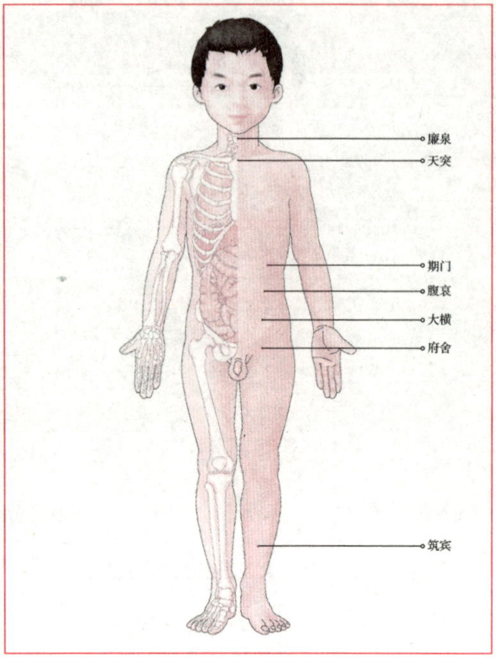

八、阳维脉

表现症状：肢体无力、眉棱骨痛、盗汗、破伤风。

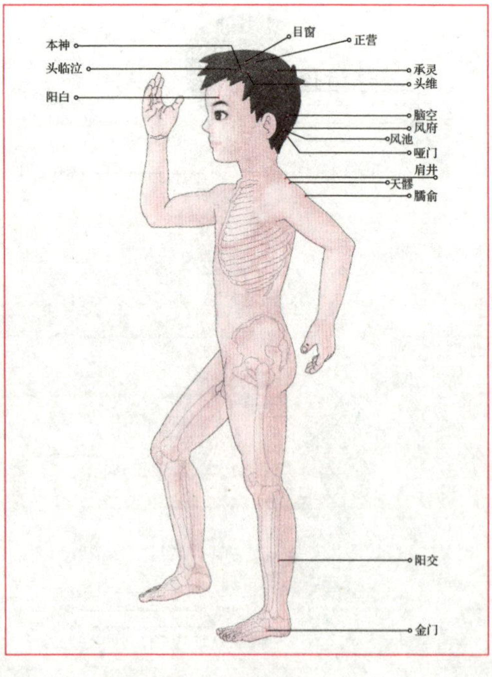

刮痧基本功轻松入门

家庭常备刮痧用具

刮痧板

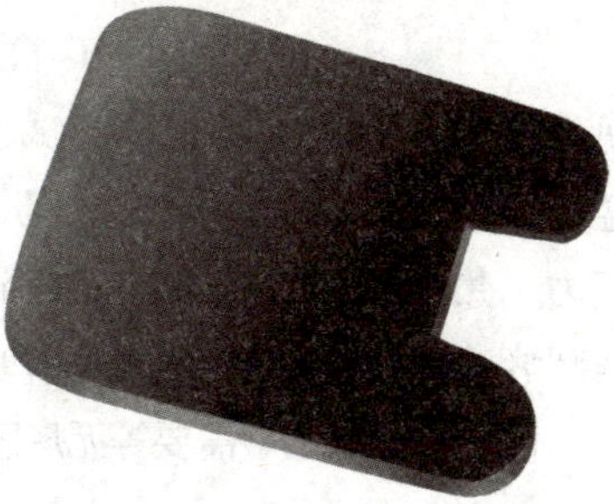

虽然在民间刮痧中，所用的工具有很多，比如铜钱、汤勺等，但父母给孩子刮痧，最好选用正规的刮痧板，适合小孩的身体情况，配合专业药用刮痧油，为孩子刮拭。刮痧板最好专板专用，避免交叉感染。刮痧完毕后要用肥皂清洗，并放在干燥清洁的环境中存放。

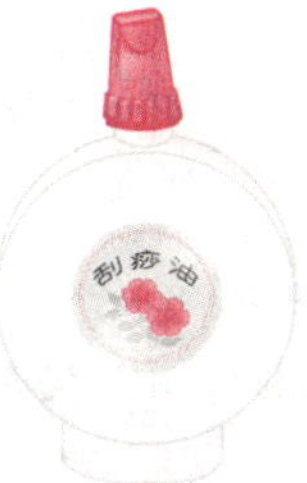

刮痧油

民间刮痧中会采用水或者蓖麻油等材质作为刮痧油使用。为了达到刮痧的最佳效果，家长们最好去药店购买专用的刮痧油，清热解毒、活血化瘀、清热止痛，无毒副作用，且渗透性强，润滑性好，保护孩子娇嫩的皮肤。

毛巾或纸巾

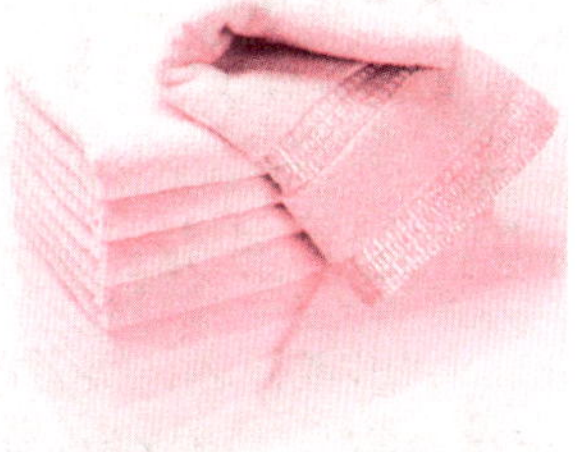

父母在给孩子刮拭过程中，为避免刮痧油沾到衣服上，可以给孩子垫上干净、柔软的毛巾或者纸巾。刮痧完毕后，用干净的毛巾或纸巾擦拭残留的油迹。

父母给孩子刮痧的基本原则

刮痧步骤

一、将刮痧油涂抹在患者患处或者治病穴位范围内的经络线上。刮痧的区域一般以穴位为中心，总长度为3～5寸，以大于穴区范围为原则。如果需要刮拭的经脉过长，可以分段刮拭。刮痧板与刮痧方向与皮肤间的夹角应该小于45度，在疼痛敏感的部位，最好小于15度。

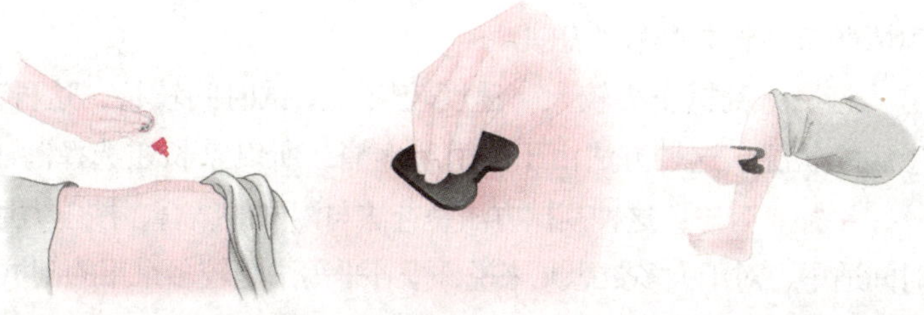

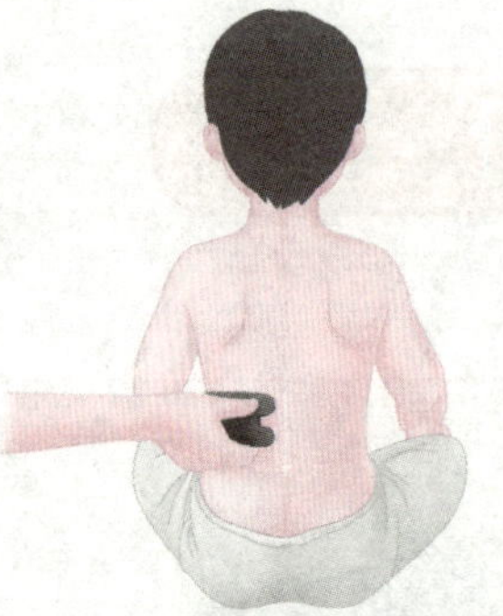

二、用刮痧板顺次刮痧。身体刮痧顺序一般为：先刮拭头面部，从上到下刮拭身体，先背腰后胸腹，先躯干后四肢，先阳经后阴经。双手、双足由上而下，脸部、胸部由内而外，头部、背部由上而下。任何病症先刮拭颈椎，再刮其他患处。

三、父母给孩子刮痧的时间一般一次在10~15分钟，同时也要视患儿的身体状况而定。刮拭过程中不要用力过猛，避免损伤孩子的肌肤，但一定要保持一定的压力，用力均匀，这样才能起到刮痧的效果，根据刮痧的部位适时改变刮痧力度。

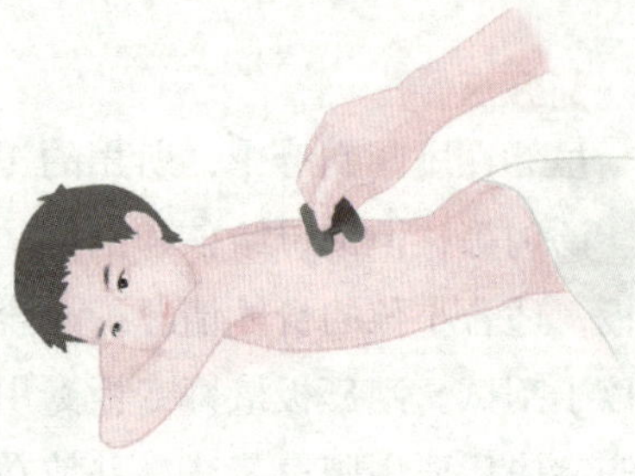

四、第二次刮痧需要等无痛感时才能再刮。直到患处无痧出现，那么病症才算消失了。

注意事项：

1.刮痧时要选择空气清新、冷暖适宜的室内环境，注意避免风寒侵袭，引发新的病症。父母给孩子刮痧后要让孩子在室内待一段时间再自由活动。

2.刮拭穴位时要刮到出痧为止，但也不能片面要求出痧而进行用力刮拭。

3.刮痧过程中，父母若是给孩子的刮拭部位不准确或手法不当均无副作用，父母可以安心操作。

4.刮痧后饮一杯温水，促进新陈代谢。

刮痧治疗手法

“虚者补之，实者泻之。”这是中医治疗的基本法则之一。补和泻是两种作用相反的对立面，但又相互联系，它们共同的目的都是阴阳平衡，增强人体的正气。所以补与泻之间的关系是对立统一的关系，补泻手法是通过刮拭的速度和按压力度的大小来决定的。从表面上看，刮痧疗法虽无直接补泻物质进入或排出机体，但依靠手法在体表一定部位的刺激，可起到促进机体功能或抑制其亢进的作用，这些作用是属于补和泻的范畴。对于儿童而言，补泻手法的运用更应该谨慎。

补法：刮痧力度较小，速度较慢，刮拭时间短，这种刮拭方法多用于身体虚弱、病情严重、长久卧病的患儿。

泻法：刮拭压力较大，速度较快，刮拭时间较长，这种刮痧方法适用于急症、新患病的状况。这种方法由于易引起疼痛，所以家长在选择泻法刮拭时一定要慎重。

平补平泻法：这种刮拭方法是补法与泻法的结合，按压力适中，速度不快不慢，刮痧时间适中，对于大多数患儿来说，平补平泻法是较多采用的刮拭手法。

刮痧运板方法

握板方法

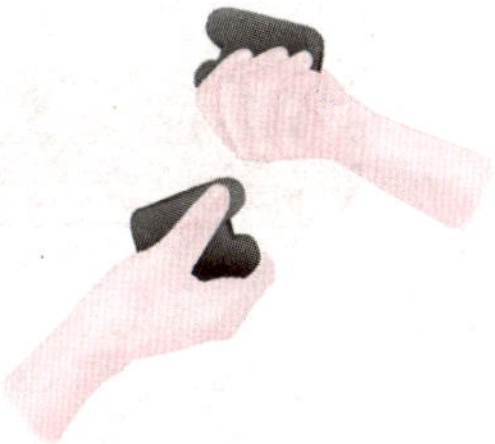

刮痧板的长边横靠在手掌心，大拇指和其他四个手指分别握住刮痧板的两边，刮痧时用手掌心的部位向下按压。

运板方法

面刮法：刮拭时，用刮板的1/3边缘，接触皮肤，刮板向刮拭的方向倾斜45度，用腕力多次向同一方向刮，适用于身体较平坦部位。

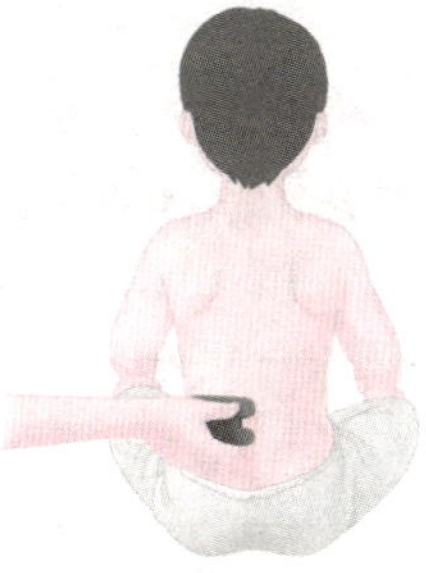

面刮法

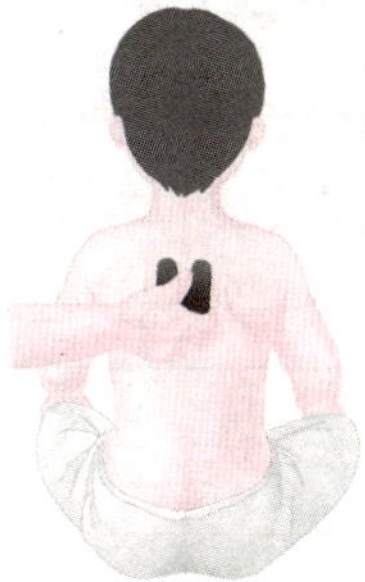

角刮法

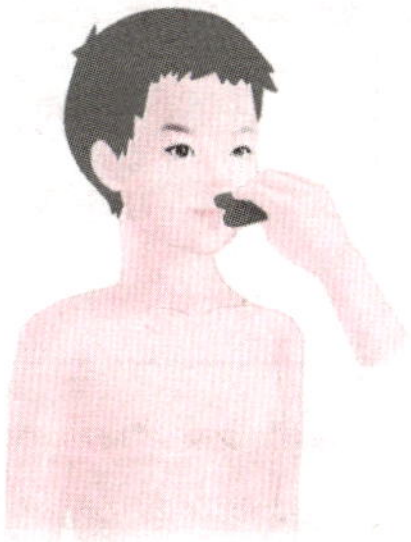

点按法

角刮法：用刮板角部，在穴位上刮，刮板面与皮肤呈45度，适用于肩贞穴、胸部的中府、云门等穴。

点按法：刮板角与穴位呈垂直的90度，由轻到重，适用于骨骼凹陷处，关节部位、肌肉丰满处，用刮板棱角点按刮拭。

疏理经气法

沿经脉的循行部位，用刮痧板自上而下刮拭，一次刮痧面宜长。

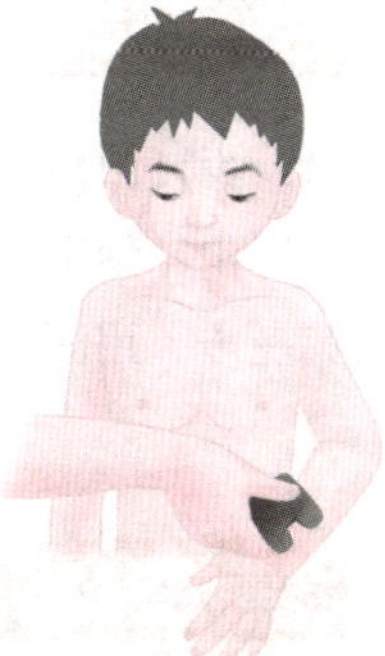

疏理经气法

按揉法

按揉法有两种方式，依据刮痧板的方向不同，可以分为平面按揉法和垂直按揉法。

平面按揉法：刮痧板的角度小于20度按压在孩子的穴位上，并做柔和、缓慢的旋转运动。

垂直按揉法：刮痧板的边缘90度垂直按压在孩子的穴位上，做柔和、缓慢的旋转运动。

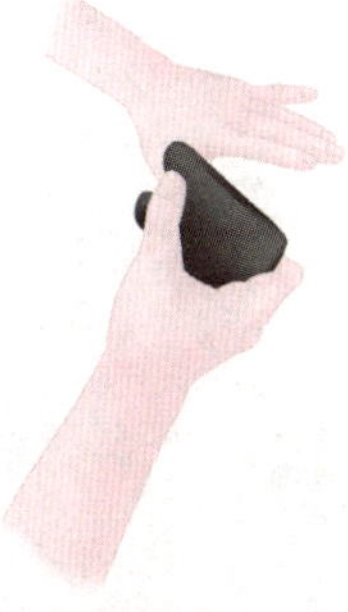

平面按揉法

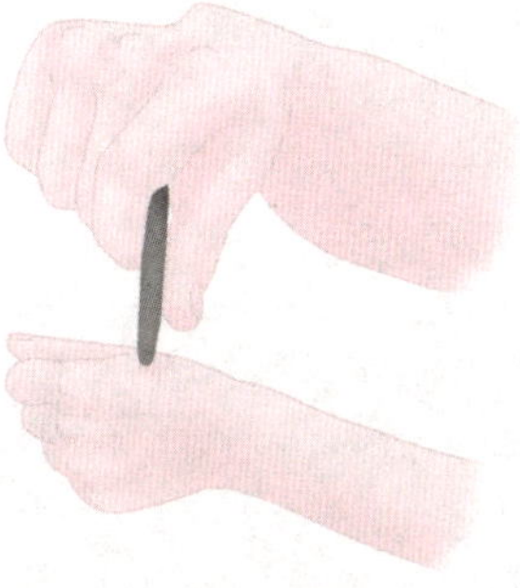

垂直按揉法

儿童体质类型分析

健康型刮痧

健康型的儿童身体结实，面色红润，精神饱满，吃饭香，大小便正常。对这类体质的孩子，自身的身体素质已经很好，刮痧的保健原则即为平补阴阳，在原来的基础上让孩子继续保持健康。

刮痧穴位

督脉：百会（后发际正中直上5寸处，或两耳直上头顶正中处）

脾经：三阴交（内踝尖直上2寸，胫骨后缘处）

肾经：涌泉（足掌心前1/3和后2/3交界处）

胆经：阳陵泉（腓骨小头前下方的凹陷处）

刮痧顺序

第一步，用角刮法刮拭头顶的百会穴；

第二步，用平面点按法刮拭下肢的三阴交穴，用同样的方法刮拭阳陵泉穴；

第三步，用面刮法刮拭足底的涌泉穴。

辅助食疗

宜食：薏米、豆制品。

忌食：辛辣、油腻、油炸。

百会：后发际正中直上5寸处，或两耳直上头顶正中处。

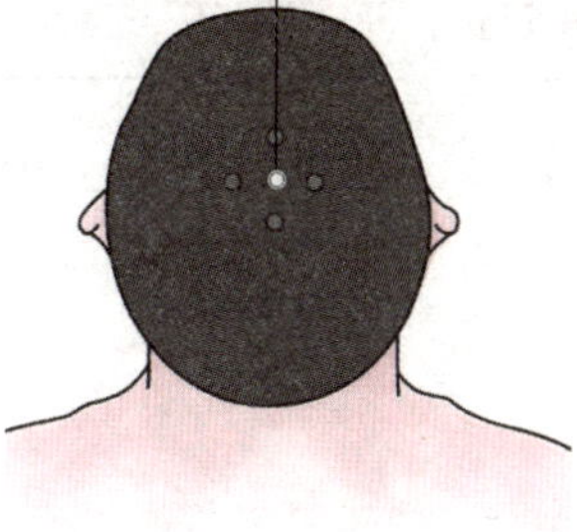

涌泉：足底，足趾骨中央微前方。

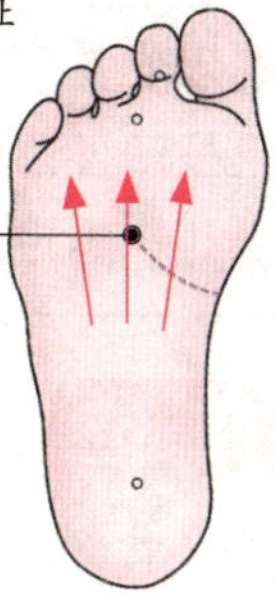

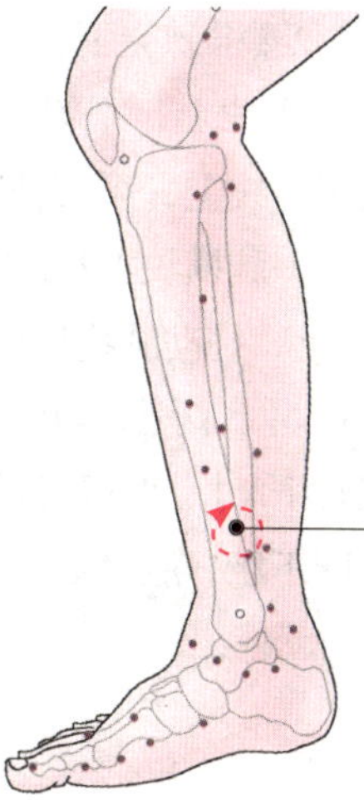

三阴交：下肢，内踝尖上2寸。

阳陵泉：小腿外侧，当腓骨小头前下方凹陷处。

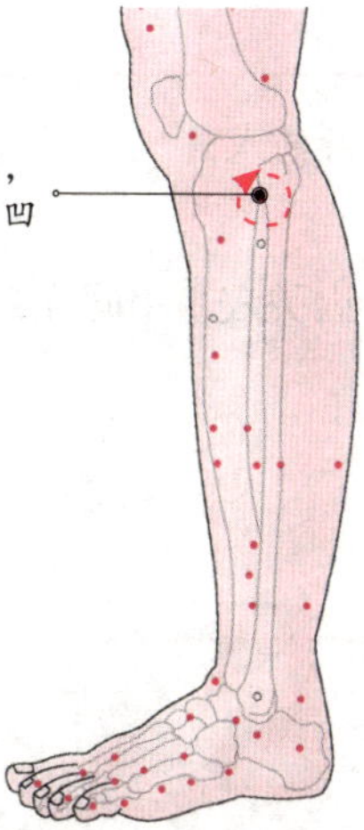

父母刮痧

时间	运板	次数
10～15分钟	角刮法 面刮法 平面按揉法	10～15次

寒型刮痧

寒型的孩子易手脚冰凉，喜静不喜动，吃饭不香，对于生冷食物、冷饮等易腹泻，且呈溏便。父母通过给孩子刮痧，可以益气健脾、增进食欲，同时刮痧可以促进儿童因正气不足而引起的体力和精力疲惫症状，消除疲劳。

刮痧穴位

膀胱经：肺俞（背部，第3椎，旁开1.2寸）

脾俞（背部，第11椎下，旁开1.2寸）

胃俞（第12胸椎棘突下脊柱旁开1.2寸）

肾俞（第2腰椎棘突下，脊柱旁开1.2寸）

志室（腰部，当第2腰椎棘突下，旁开2.2寸）

任脉：膻中（胸部，当前正中线上，平第4肋间，两乳头连线的中点）

中庭（胸部，当前正中线上，平第5肋间）

肺经：列缺（桡骨棘突上方，腕横纹上1寸）

太渊（掌后第1横纹上，桡动脉桡侧凹陷中）

心包经：内关（腕横纹上1.5寸，两筋之间）

胃经：足三里（外侧膝眼直下3寸，距胫骨前嵴1横指处）

脾经：阴陵泉（胫骨内侧踝下缘，胫骨后缘和腓肠肌之间的凹陷处）

刮痧顺序

第一步，用面刮法刮拭肺俞穴、脾俞穴、胃俞穴、肾俞穴；

第二步，用角刮法刮拭膻中穴、中庭穴；

第三步，用面刮法从上到下刮拭列缺穴、太渊穴、内关穴，用同样方法刮拭下肢足三里穴、阴陵泉穴。

辅助食疗

宜食：核桃、龙眼、羊肉、牛肉。

忌食：冷饮、西瓜、梨。

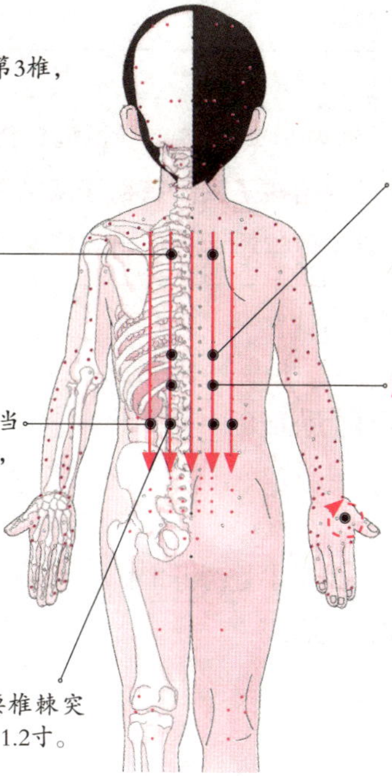

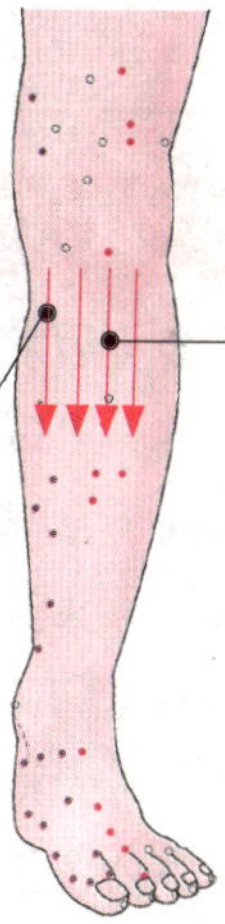

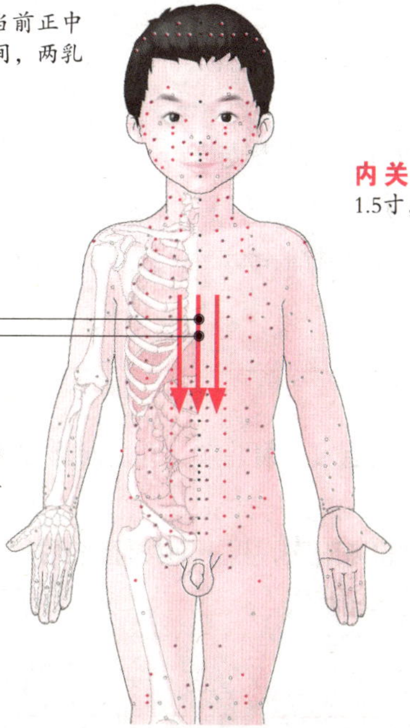

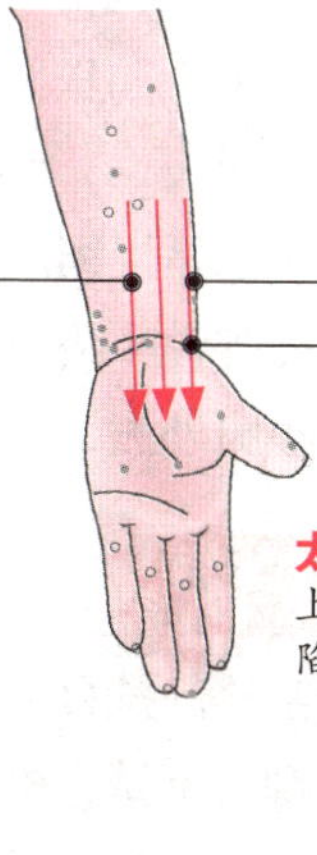

父母刮痧

时间	运板	次数
10～15分钟	角刮法 面刮法	20～25次

热型刮痧

热型的孩子身体较为结实，面赤唇红，体内阳火旺盛，易舌燥口渴，易烦躁恼怒，食量较大，大便易干燥、便秘。父母通过给孩子刮痧有助于清热泻火，润燥通便，宣泄体内过剩的阳气，调节阴阳，预防热型体质带来的未发病。

刮痧穴位

督脉：百会（后发际正中直上5寸处，或两耳直上头顶正中处）
　　　大椎（第7颈椎棘突下）
　　　身柱（第3胸椎棘突下）
胃经：头维（头侧部，在额角发际上5厘米处，头正中处旁开3寸）
胆经：风池（胸锁乳突肌和斜方肌上端之间的凹陷处）
　　　肩井（大椎穴与肩峰连线的中点）
膀胱经：心俞（第5胸椎棘突1.2寸）
　　　　肺俞（背部，第3椎，旁开1.2寸）
　　　　肝俞（背部，第9椎下，旁开1.2寸）
　　　　胆俞（背部，当第10胸椎棘突下，左右2指宽处）
　　　　胃俞（第12胸椎棘突下脊柱旁开1.2寸）
大肠经：曲池（手心向里，屈肘横纹头，在外辅骨内陷中）
　　　　合谷（第一、二掌骨凹陷中)
　　　　商阳（示指桡侧、距爪甲角约1厘米的爪甲根处）
胆经：阳陵泉（腓骨小头前下方的凹陷处）
　　　光明（小腿外侧，当外踝尖穴上5寸，腓骨前缘）

刮痧顺序

第一步，用角刮法刮拭百会穴、头维穴；
第二步，用面刮法刮拭大椎穴、身柱穴、风池穴、肩井穴，并用同样方法刮拭心俞、肺俞、肝俞、胆俞、胃俞等穴；
第三步，用面刮法按经脉刮拭上肢曲池穴和商阳穴，用平面按揉法刮拭合谷穴；
第四步，用面刮法从上往下刮拭阳陵泉穴、光明穴。

辅助食疗

宜食：苦瓜、冬瓜、芹菜、鸭肉、梨、西瓜。
忌食：龙眼、狗肉、羊肉、牛肉。

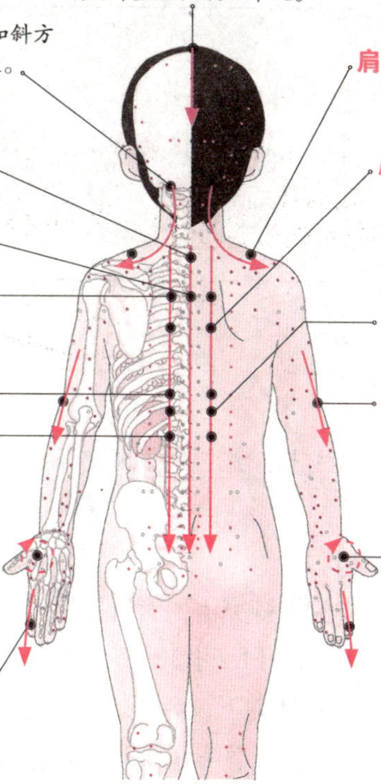

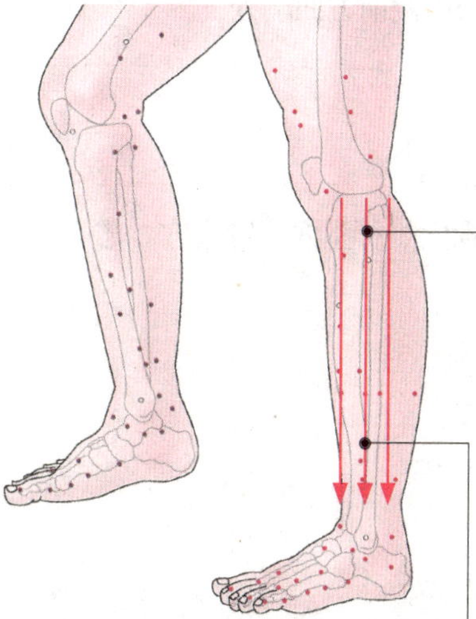

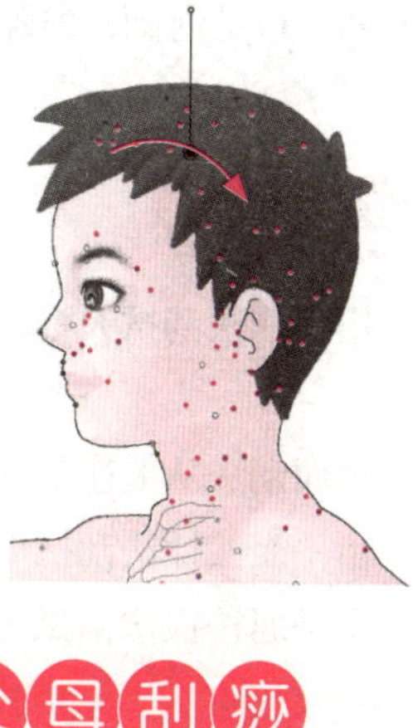

父母刮痧

时间	运板	次数
10～15分钟	角刮法 面刮法 平面按揉法	10～15次

虚型刮痧

虚型体质的孩子身体较为虚弱，面色萎黄，体内虚寒，少言语，少运动，怕冷、手脚冰凉，吃饭不香，溏便。父母对这类孩子要格外注意，通过刮痧使孩子肌肉运动，产生热能，温阳益气，增强机体活力，使其精力旺盛，预防未发病。促进虚型体质病症康复。

刮痧穴位

督脉：大椎（第7颈椎棘突下）

至阳（背部，当后正中线上，第7胸椎棘突下凹陷中）

命门（腰部骶后之下际）

膀胱经：心俞（第5胸椎棘突1.2寸）

神堂（在背部，当第5胸椎棘突下，旁开3寸）

肾俞（腰部，第14椎，旁开1.2寸）

志室（腰部，当第2腰椎棘突下，旁开2.2寸）

任脉：膻中（胸部，当前正中线上，平第4肋间，两乳头连线的中点）

胃经：太白（位于足内侧缘，当足大趾本节后下方赤白肉际凹陷处）

公孙（第1跖骨底之前下缘凹陷中，赤白肉际处）

肾经：大钟（在足内侧，内踝后下方，当跟腱附着部的内侧前方凹陷处）

刮痧顺序

第一步，用面刮法刮拭大椎穴、至阳穴、命门穴、心俞穴、神堂穴、肾俞穴、志室穴；

第二步，用面刮法从上往下刮拭膻中穴；

第三步，用平面按揉法刮拭太白穴、公孙穴；

第四步，用平面按揉法刮拭三阴交穴。

辅助食疗

宜食：羊肉、牛肉、虾蟹、核桃、桂圆。

忌食：西瓜、苦瓜、绿豆。

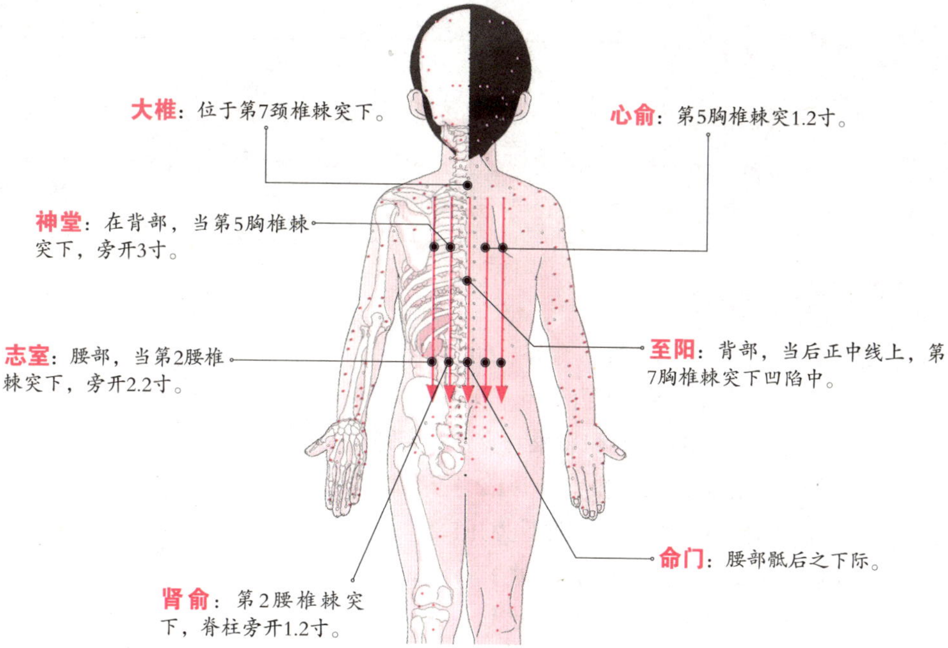

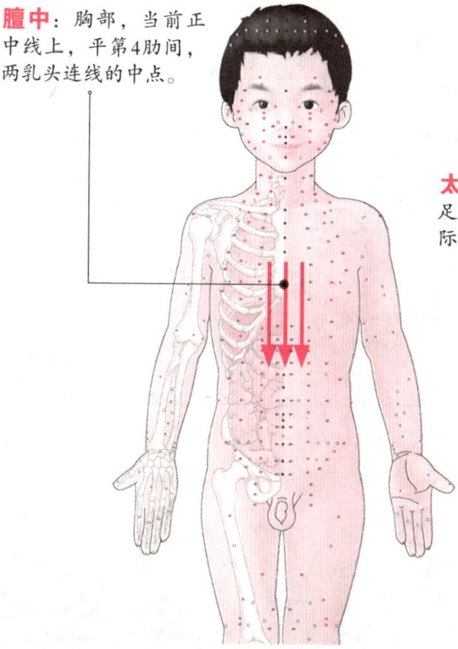

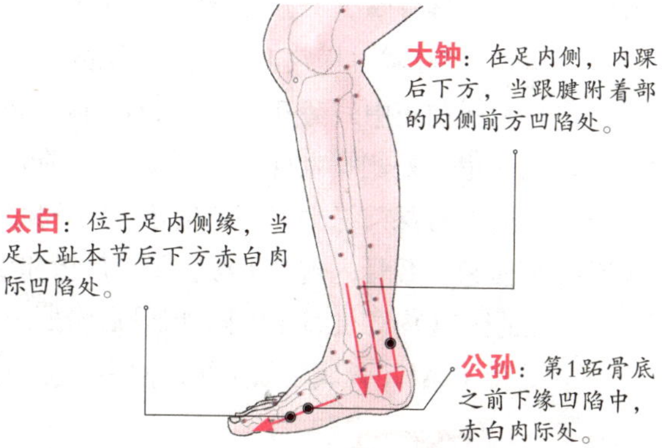

父母刮痧

时间	运板	次数
10～15分钟	面刮法 单角刮法 平面按揉法	10～15次

湿型刮痧

湿型体质的孩子身体多肥胖，喜欢吃油腻的食品，不喜运动，吃饭不香，溏便。父母通过给孩子刮痧可以振奋孩子体内阳气，健脾益气，促进水液代谢，利湿化痰，预防湿型体质未发病，促进湿型病症的康复。

刮痧穴位

膀胱经：肺俞（背部，第3椎，旁开1.2寸）
脾俞（背部，第11椎下，旁开1.2寸）
三焦俞（腰部，当第1腰椎棘突下，旁开1.5寸）
肾俞（腰部，第14椎，旁开1.2寸）
膀胱俞（腰部，第19椎下旁开1.2寸）

任脉：上脘（前正中线上，脐上3.5寸）
下脘（前正中线上，脐上1.5寸）
石门（下腹部，前正中线上，当脐中下2寸）
关元（腹脐中下2.5寸）
章门（第11肋骨端下缘）

肺经：列缺（桡骨棘突上方，腕横纹上1寸）
太渊（掌后第1横纹上，桡动脉桡侧凹陷中）
中府（前正中线旁开4.5寸、第1肋间缝中）

胃经：足三里（外侧膝眼直下3寸，距胫骨前嵴1横指处）
丰隆（外踝前缘平齐外踝尖处，到外膝眼连线的1/2处）

脾经：阴陵泉（胫骨内侧踝下缘，胫骨后缘和腓肠肌之间的凹陷处）
三阴交（内踝尖直上2寸，胫骨后缘处）
公孙（第1跖骨底之前下缘凹陷中，赤白肉际处）

刮痧顺序

第一步，用面刮法刮拭上脘、下脘、石门、关元、章门；
第二步，用面刮法刮拭列缺、太渊、中府；
第三步，用平面按揉法刮拭足三里、丰隆；
第四步，用面刮法刮拭阴陵泉穴、三阴交、公孙。

辅助食疗

宜食：高粱、扁豆、白萝卜、鲫鱼、橙子。
忌食：石榴、蜂蜜、大枣、糯米、冷饮。

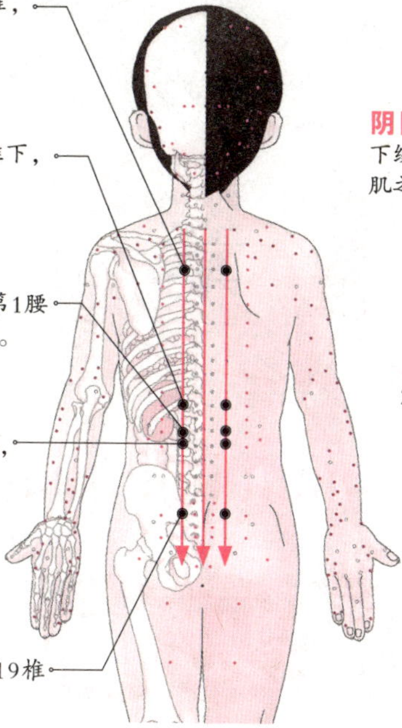

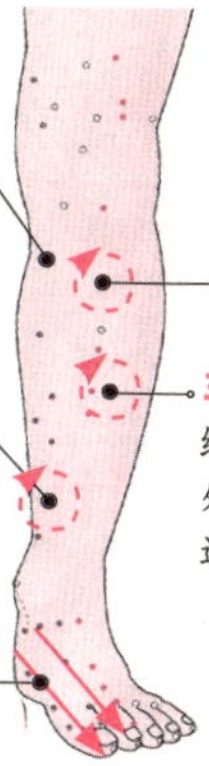

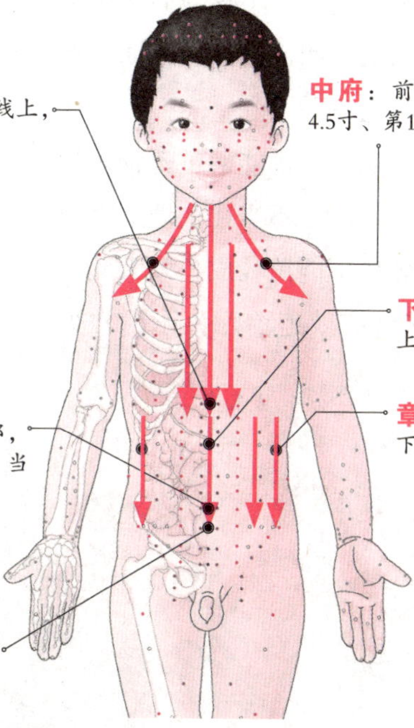

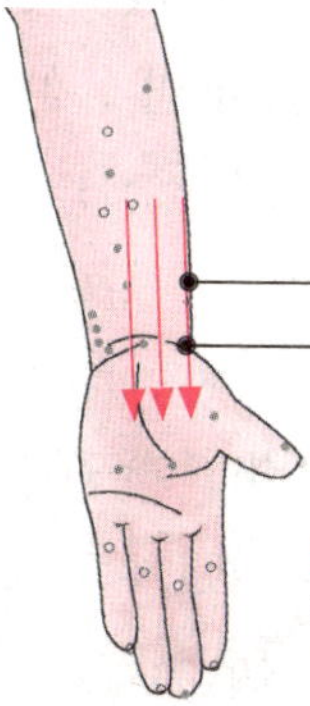

父母刮痧

时间	运板	次数
10～15分钟	面刮法 平面按揉法	10～15次

第1章

小儿常见病

孩子有个头疼脑热的最让父母焦心了，打针、吃药，孩子哭闹，不舒服，家长也跟着小孩受罪，病情不严重，但一年总得有那么两三回，少则一星期，多则一个月，真是麻烦人的小毛病。

其实，这些小孩的常见病虽然都能通过药物短暂治愈，却不能做到根治，而且治疗不当往往埋下大隐患，孩子打不牢底子，身体也不能茁壮成长。因此，通过经络穴位的刮痧，能够有效地治疗孩子的常见病，让孩子天天开心！

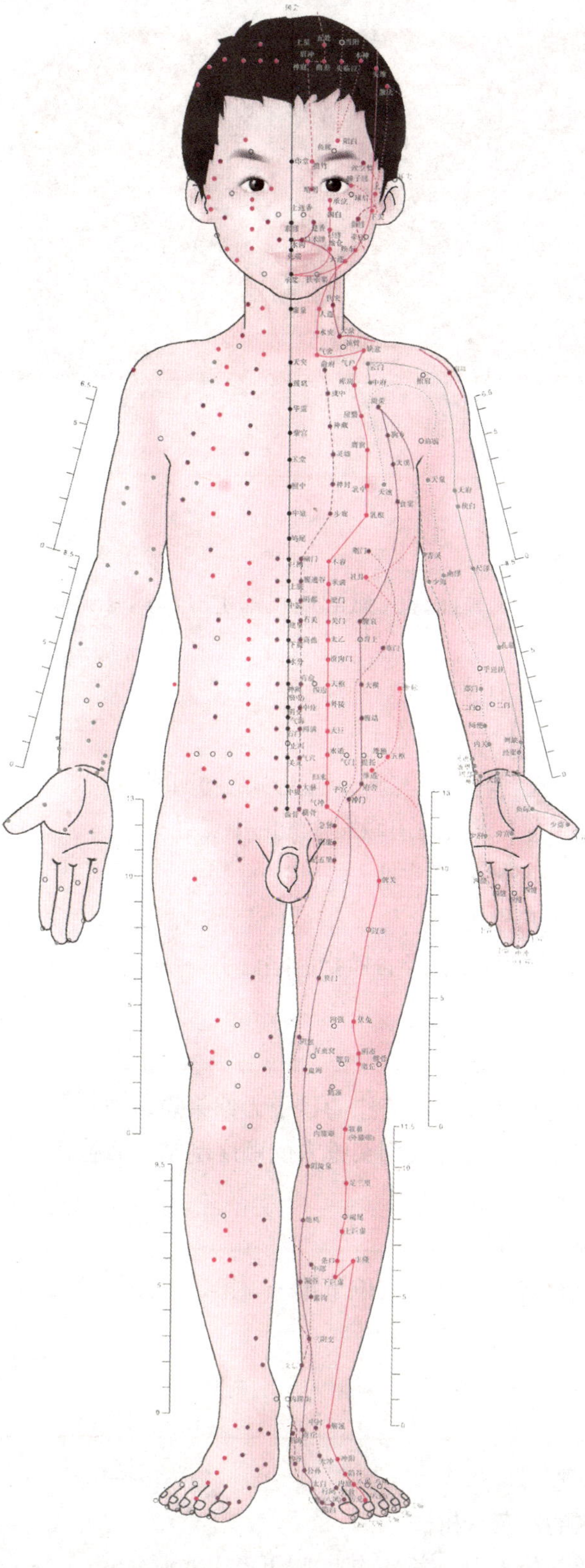

本章看点

TOUTONG

头痛

对于家长而言，引起孩子头痛的原因有很多。饮食不当、天气变化、疲劳甚至烦恼等都容易引起孩子头痛。针对不同的发病原因，家长对孩子的刮痧方式也应有所不同。

刮痧穴位

督脉：百会（头顶部）

胃经：头维（额角发髻上5厘米）

胆经：悬厘（头部发髻上，头维穴与曲鬓穴弧形连线的上3/4与下1/4的交点处）

率谷（头部耳尖直上入发际1.5寸）

完骨（头部耳后乳突的后下方凹陷处）

风池（项部枕骨之下，胸锁乳突肌与斜方肌上端之间凹陷处）

肩井（肩上前直乳中，当大椎穴与肩峰端连线的中点处）

膀胱经：天柱（项部，哑门穴向外旁开1寸处）

大肠经：合谷（第一、二掌骨凹陷中）

经外奇穴：太阳（眉梢与外眦之间，向后约1横指凹陷处）

刮痧顺序

第一步，不同的头痛有不同的刮拭顺序。若您的孩子为偏头痛，则从太阳穴开始，至天柱穴，头顶痛则按照从百会穴到头维穴的顺序刮拭，后脑痛则是先刮拭完骨穴、风池穴、天柱穴一带；

第二步，刮拭肩部，从头侧至肩井穴一带；

第三步，用平面按揉法刮拭合谷穴，合谷穴位于第一、第二中侧猪骨之间的陷没处。

辅助食疗

宜食：鲜鱼、杏仁、动物肝脏。

忌食：巧克力、咖啡、油腻的饭菜、柑橘。

薄荷液：将干燥的薄荷叶放入热水中，煮3分钟，喝下煮出的薄荷液。

取穴 刮痧

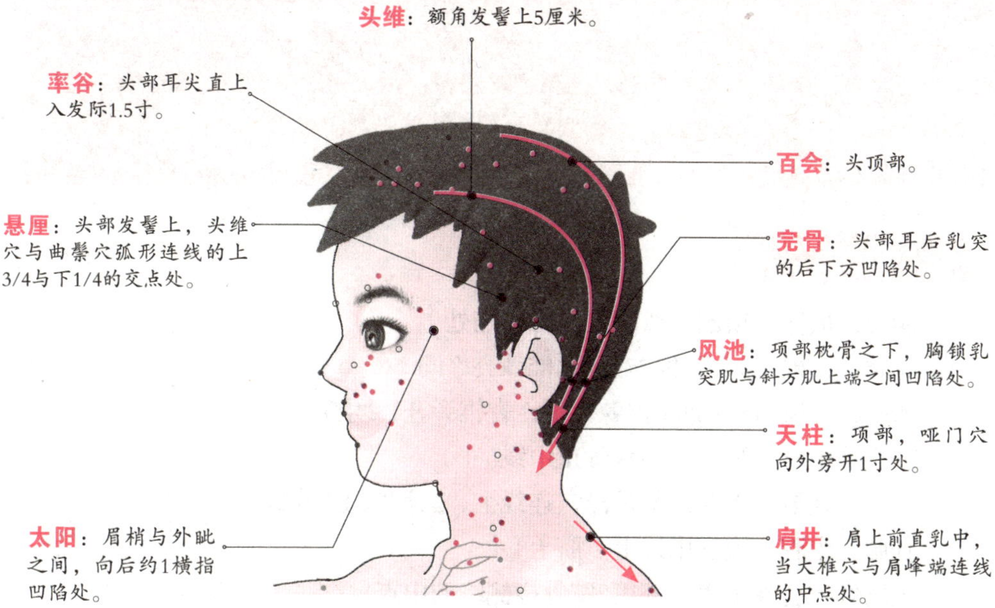

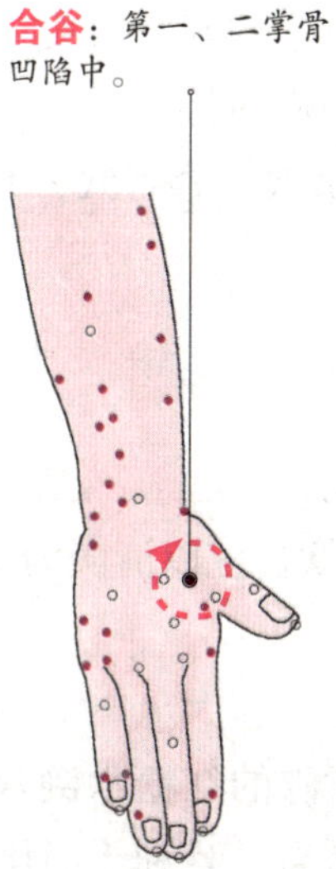

父母刮痧

时间	运板	次数
10~15分钟	面刮法 平面按揉法	20~30次

GANMAO

感冒

感冒是小儿发病率相当高的病症之一，四季常有。感冒多因六淫之邪和时行病毒侵及肺部引起,主要表现为发热、鼻塞、流涕、咳嗽、头痛等症状，进而是全身乏力、头晕目眩、呕吐泻痢、口黏苔腻等症状。父母给孩子刮痧相关穴位，可以起到祛邪解表、调和营卫、清暑祛湿的作用，很快地缓解孩子的感冒症状。

刮痧穴位

胆经：风池（项部，风府穴两旁凹陷处）

督脉：大椎（第7颈椎与第1胸椎棘突之间）

膀胱经：风门（第2胸椎棘突下，脊椎旁开1.2寸）

肺经：中府（胸部，距胸骨正中线6寸）

孔最（太渊穴与尺泽穴连线上，太渊穴上7寸处）

任脉：中脘（腹正中线上、脐上4寸）

大肠经：合谷（手背部第2掌骨桡侧缘的中点)

胃经：足三里（外侧膝眼下直下3寸，距胫骨前嵴1横指处）

刮痧顺序

第一步，用单角刮法刮拭风池，并用面刮法刮颈部大椎穴及肺俞穴；

第二步，用单角刮法刮前胸部中府穴，由内而外；

第三步，用面刮法从上而下刮拭手臂孔最穴、合谷穴，并用同样方法刮拭小腿正前方足三里穴。

辅助食疗

宜食：西红柿、酸奶、姜糖水、坚果，饮食应以清淡为主。

忌食：茶、冷饮、辛辣食物、蜂蜜。

红糖蛋花汤：鸡蛋在碗中打匀，并将煮沸的红糖水倒入盛有鸡蛋的碗中，1岁以上的宝宝可再加一片生姜，祛寒暖胃，且利于消化吸收。

取穴　刮痧

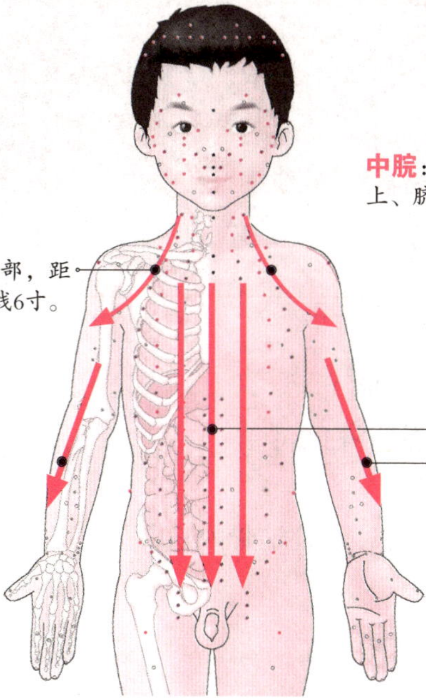

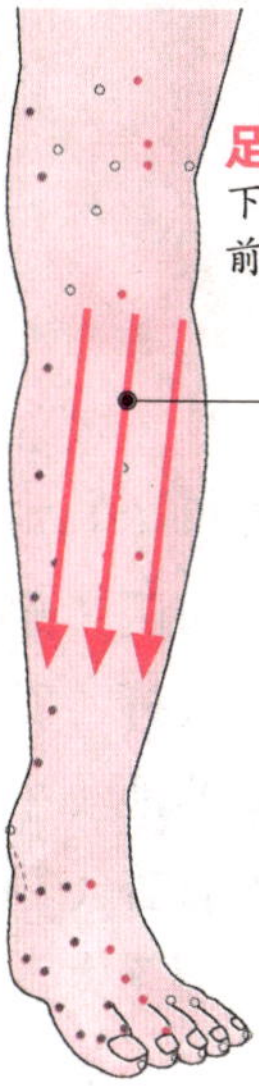

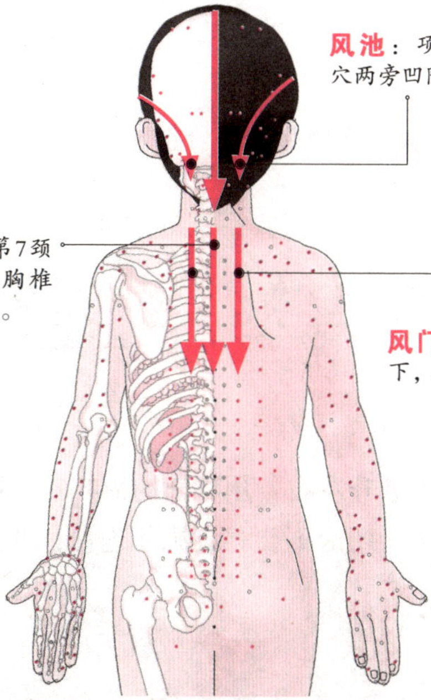

父母刮痧

时间	运板	次数
10～15分钟	面刮法 角刮法	20～30次

FARE

发热

只要患儿的体温升至37.4℃，就是小儿发热，一般不考虑采用药物降温的办法，家长不要给孩子随便吃退烧药，可以用温毛巾给孩子擦拭身体，实行物理降温。根据发热原因的不同，可分为感染性和非感染性两种。家长若是怀疑孩子发热，要在孩子安静时测量体温，根据情况处理。

刮痧穴位

胆经：风池（项部，风府穴两旁凹陷处)

督脉：大椎（第7颈椎与第1胸椎棘突之间）

膀胱经：风门（第2胸椎棘突下，脊椎旁开1.2寸）

大杼（脊柱棘突、旁开1.2寸）

大肠经：曲池（手心向里，屈肘横纹头，在外辅骨内陷中）

合谷（第一、二掌骨凹陷中)

肾经：复溜（太溪穴上2寸，跟腱之前缘）

刮痧顺序

第一步，用角刮法从颈部至脊背部；

第二步，在小手臂阳面刮拭曲池穴；

第三步，用平面按揉法刮拭第一、二掌骨结合部——合谷穴；

第四步，用面刮法刮拭小腿阴面——复溜穴。

辅助食疗

宜食：充足的水，牛奶、米汤、绿豆汤。

忌食：鸡蛋、冷饮、糖、蜂蜜。

荷叶粥：新鲜荷叶一张，洗净煮汤500毫升左右，用滤出的荷叶水加粳米100克、白砂糖适量煮粥，每天早晚食用。切记不要强制患儿进食，并持续补充水分。

取穴 刮痧

大椎：第7颈椎与第1胸椎棘突之间。

风池：项部，风府穴两旁凹陷处。

大杼：脊柱棘突、旁开1.2寸。

风门：第2胸椎棘突下，脊椎旁开1.2寸。

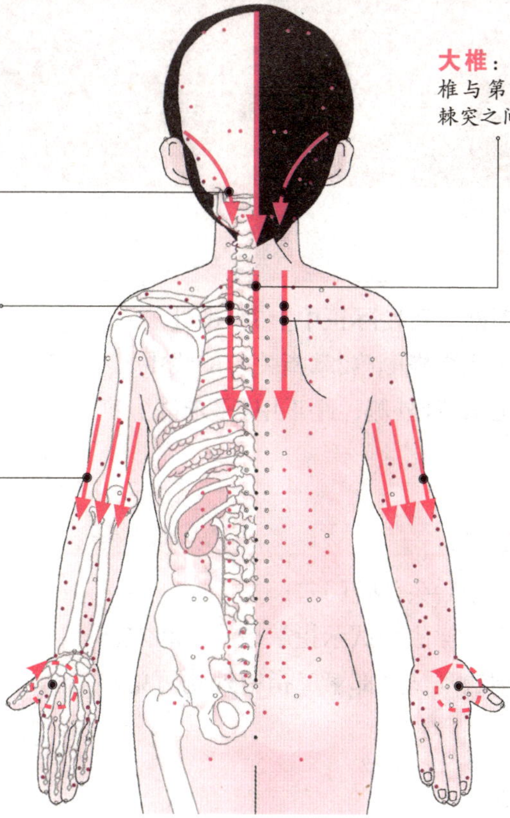

曲池：手心向里，屈肘横纹头，在外辅骨内陷中。

合谷：第一、二掌骨凹陷中。

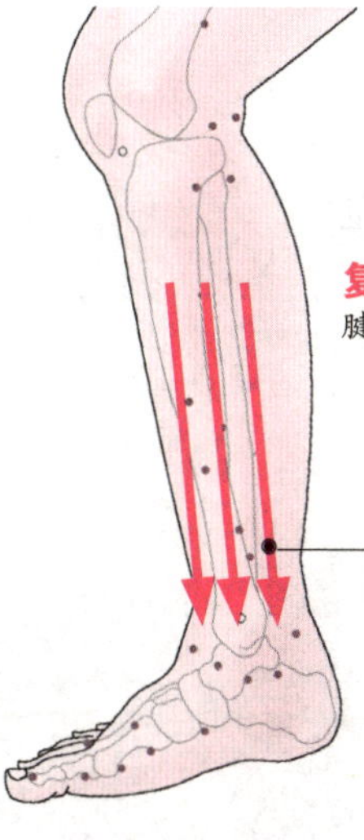

复溜：太溪穴上2寸，跟腱之前缘。

父母刮痧

时间	运板	次数
10～15分钟	角刮法 面刮法 平面按揉法	20～30次

LIUBIXUE

流鼻血

流鼻血是小孩经常发生的事情。由于小孩鼻部的皮肤较柔嫩，且毛细血管丰富，所以一旦遇到意外碰撞或者小孩自己抠、挖鼻孔，都很容易引起流鼻血的情况。民间有很多偏方治愈小孩流鼻血，在刮痧疗法中也有方法能有效地穴位治疗此症。

刮痧穴位

督脉：哑门（项部，后发际正中上5厘米处）
大肠经：二间（示指桡侧第2掌指关节前线中）
胃经：厉兑（足第2趾外侧，距爪甲1厘米许）

刮痧顺序

第一步，用角刮法后头部哑门穴；
第二步，用平面按揉法刮拭示指掌指的二间穴；
第三步，用角刮法刮拭足部第二指甲外侧厉兑穴。

辅助食疗

宜食：荸荠、苦瓜、绿豆汤、梨、葡萄。
忌食：巧克力、薯条、桂圆、辛辣。

治病窍门：两手中指相互勾紧可以快速止鼻血。

取穴　刮痧

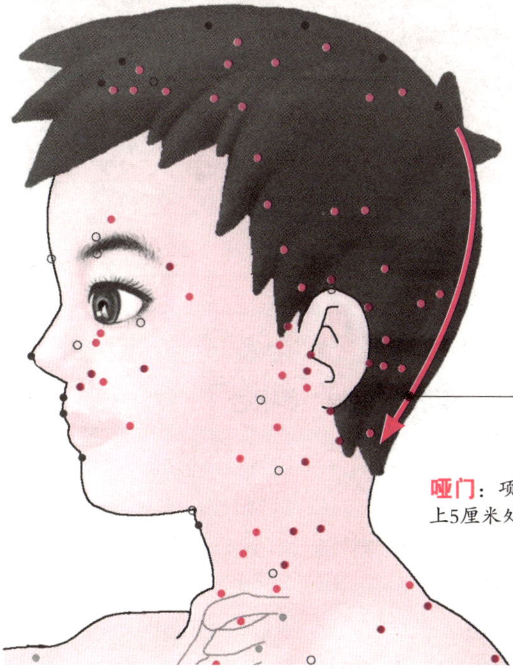

哑门：项部，后发际正中上5厘米处。

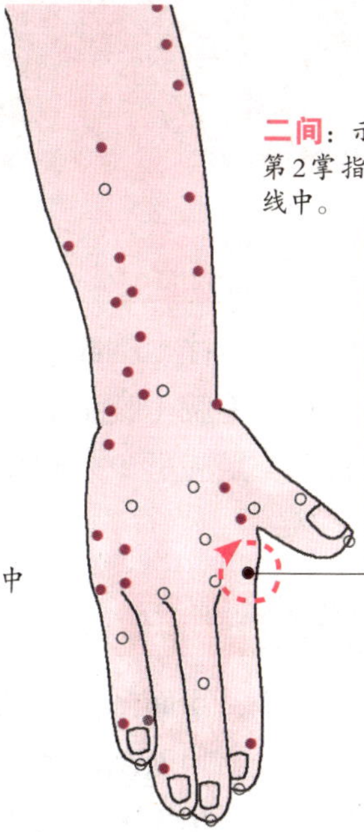

二间：示指桡侧第2掌指关节前线中。

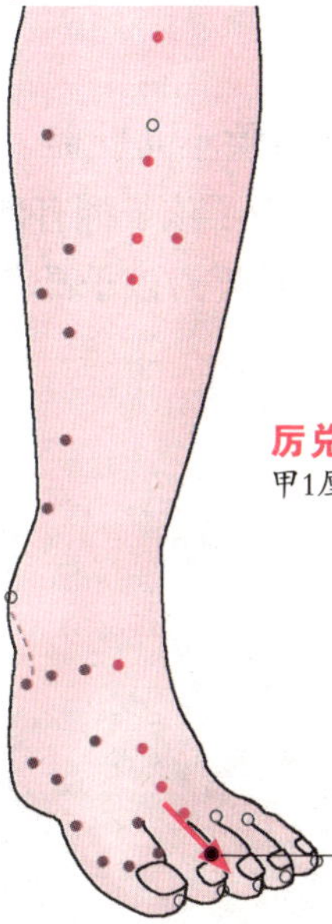

厉兑：足第2趾外侧，距爪甲1厘米许。

父母刮痧

时间	运板	次数
10～15分钟	角刮法 平面按揉法	10～20次

XIAOERYETI

小儿夜啼

小儿夜啼多发于6个月到7个月的婴幼儿，由于日间受惊吓或腹痛、消化不良，或饥饿、佝偻病、蛲虫感染所致，主要症状为入睡后15～30分钟发作，突然惊恐、眼直视或紧闭，呼吸急促，心跳加快，出汗，持续约10分钟后再入睡，或辗转反侧、烦躁不安、啼哭不止，甚至通宵难以入睡，而日间安静。

刮痧穴位

督脉：身柱（胸部，第3椎下）

任脉：中脘（腹正中线上、脐上4寸）

胃经：足三里（外侧膝眼下直下3寸，距胫骨前嵴1横指处）

刮痧顺序

第一步，用面刮法刮拭脊背部的身柱穴；

第二步，用面刮法刮拭腹部的中脘穴；

第三步，用平面按揉法刮拭小腿正前方的足三里穴。

辅助食疗

家长用一小撮干的绿茶放口内嚼碎，每晚睡前敷小儿肚脐，用布包好，次日晨揭去，连用3天，小儿夜啼即好。同时，为了孩子拥有良好的睡眠质量，要适当掌握晚饭食量，且要适当饮水，同时要为孩子准备舒适的睡眠环境，干净整洁。

取穴　刮痧

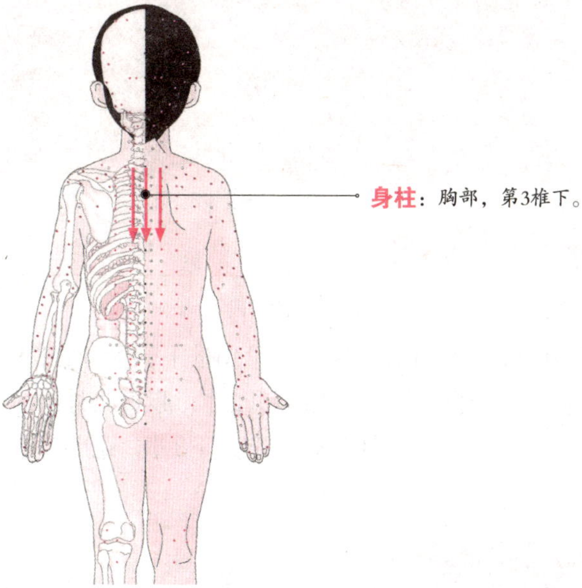

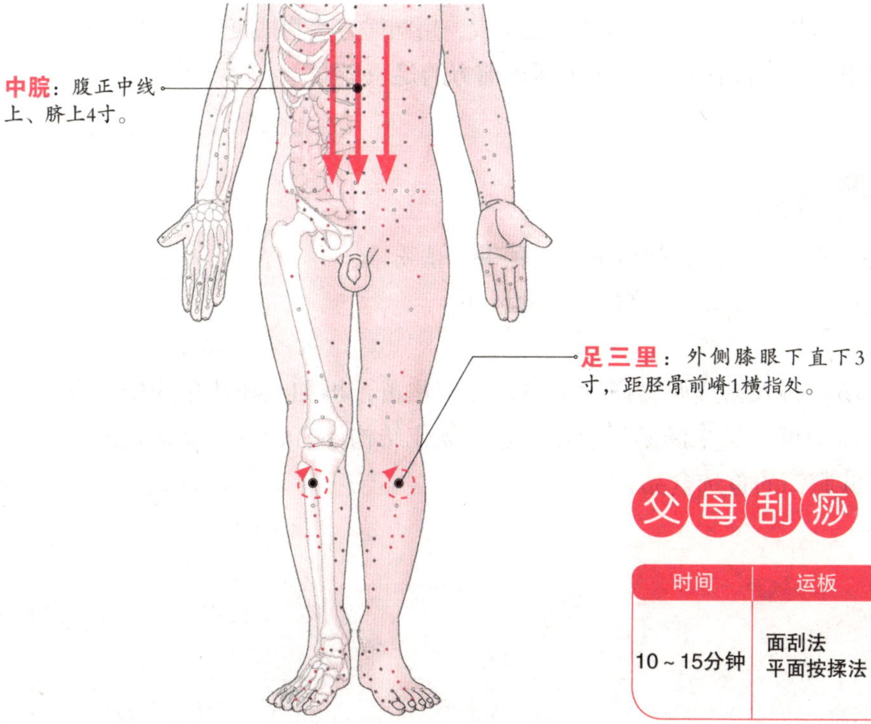

父母刮痧

时间	运板	次数
10～15分钟	面刮法 平面按揉法	20～30次

FUXIE

腹泻

腹泻是指大便增多，粪便稀薄、甚至泻出如水的一种疾病，发病原因主要是饮食不当、脾胃不和等原因，主要症状为腹泻和呕吐，严重的患儿可能会脱水和电解质紊乱。根据病因分为感染性和非感染性两种。发病年龄多在2岁以下，1岁以内者约占半数，夏秋季发病率最高，是我国儿童重点防治的四种疾病之一。

刮痧穴位

督脉：身柱（胸部，第3椎下）

膀胱经：大肠俞（腰部，第16椎下，旁开1寸）

胃经：天枢（腹部，脐旁开2寸，腹直肌外缘）

足三里（外侧膝眼下直下3寸，距胫骨前嵴1横指处）

刮痧顺序

第一步，用面刮法刮拭脊背部的身柱穴；

第二步，用面刮法刮拭腰部的大肠俞穴，用同样方法刮拭腹部的天枢穴；

第三步，用平面按揉法刮拭小腿正前方的足三里穴。

辅助食疗

宜食：开水、果汁、胡萝卜汤、苹果、藕粉。

忌食：牛奶、豆类及豆制品、鸡蛋、肉。

焦米汤：将米粉或奶膏研磨成粉，炒至焦黄，再加水和适量的糖，煮沸成稀糊状即可。焦米汤易于消化，它的碳化结构还有较好的吸附止泻作用，是婴儿腹泻的首选食品。

取穴 刮痧

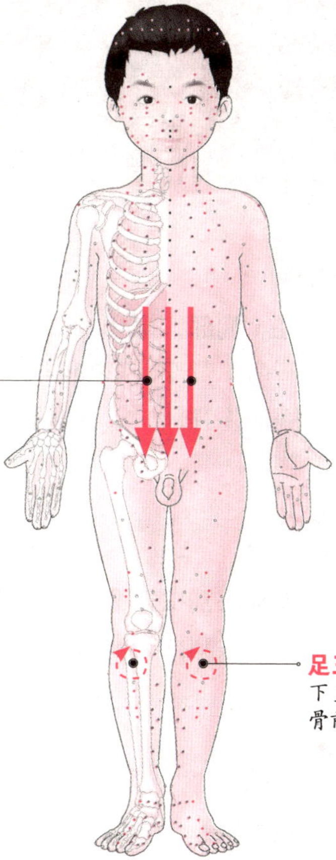

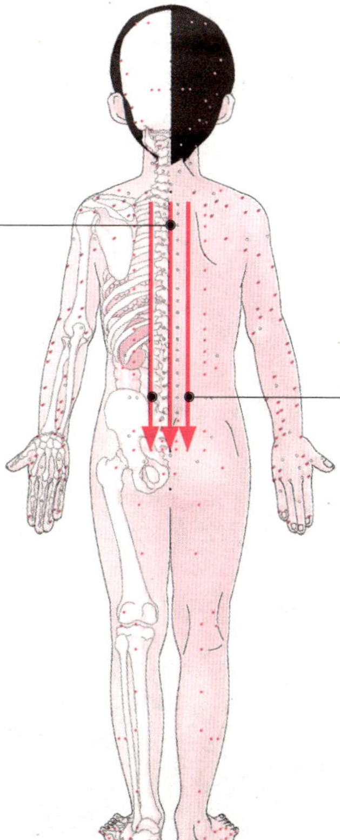

父母刮痧

时间	运板	次数
10～15分钟	面刮法 平面按揉法	20～30次

ERTONGXURUOTIZHI

儿童虚弱体质

儿童的虚弱体质并没有明确的定义，一般来说，孩子易患感冒，不易痊愈，平时没有精神，容易倦怠，冬天怕冷，夏天易腹泻、食量小、发育不良，对环境变化的反应比较敏感，这就是体质虚弱的患儿的特点。

刮痧穴位

督脉：身柱（胸部，第3椎下）

膀胱经：肝俞（背部，第9椎下，旁开1.2寸）

脾俞（背部，第11椎下，旁开1.2寸）

刮痧顺序

男孩，用面刮法刮拭脊椎部的身柱穴、右肝俞穴、右脾俞穴；

女孩，用面刮法刮拭脊椎部的身柱穴、右肝俞穴、左脾俞穴。

辅助食疗

宜食：温热水果。

忌食：甜食、油脂类食品。

注意：男孩和女孩的刮痧部位略有不同，家长应该找准穴位，再给孩子刮拭。

取穴 刮痧

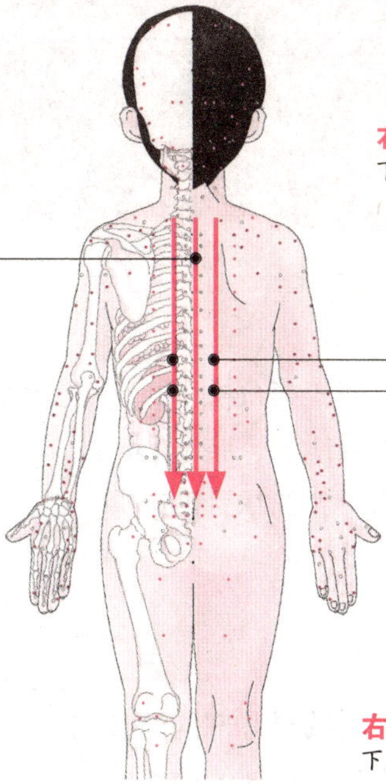

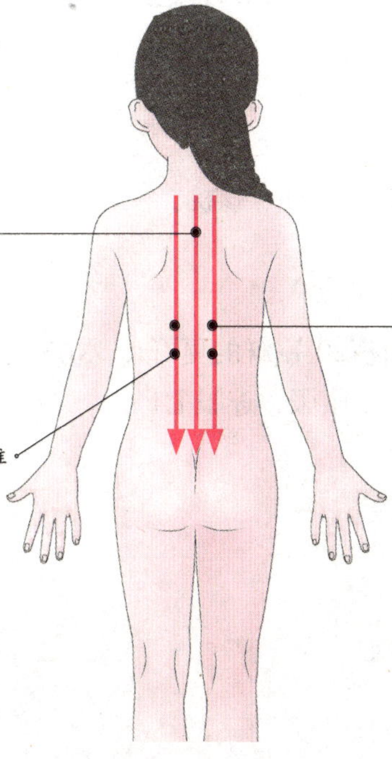

父母刮痧

时间	运板	次数
10～15分钟	面刮法	20～30次

XIAOERLIUXIAN

小儿流涎

中医认为“皮之液为涎”，因唾液分泌过多或不能下咽引起的口涎外流的现象。小儿流涎多是由于口腔炎症、面神经麻痹、脑炎后遗症及呆小病、消化不良等引起，主要表现为口中经常流涎，浸渍两颐及胸前，且口角周围发生粟米红疹及糜烂等，一般2～6岁体虚的患儿发病率较高。

刮痧穴位

膀胱经：脾俞（背部，第11椎下，旁开1.2寸）

任脉：中脘（腹正中线上、脐上4寸）

大肠经：合谷（第一、二掌骨凹陷中)

刮痧顺序

第一步，用面刮法刮拭脊背部的脾俞穴；

第二步，用面刮法刮拭腹部的中脘穴；

第三步，用平面按揉法刮拭第一、二掌骨之间的合谷穴。

辅助食疗

宜食：绿豆汤、丝瓜汤，花生、虾、核桃。

忌食：姜、蒜、辣椒。

米仁粥：米仁100克，生山楂20克(鲜的更好)，水650毫升。文火煮1小时，浓缩汤汁分3次服食(1日)，空腹服，连服七日。

取穴 刮痧

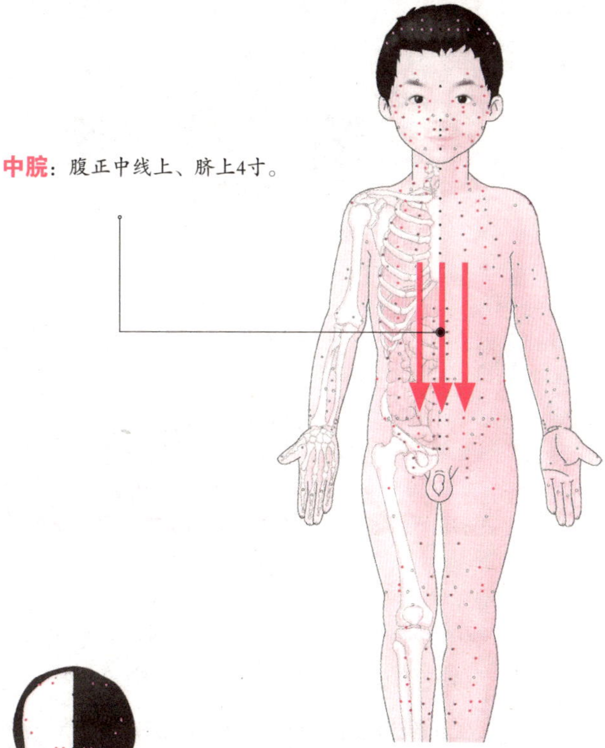

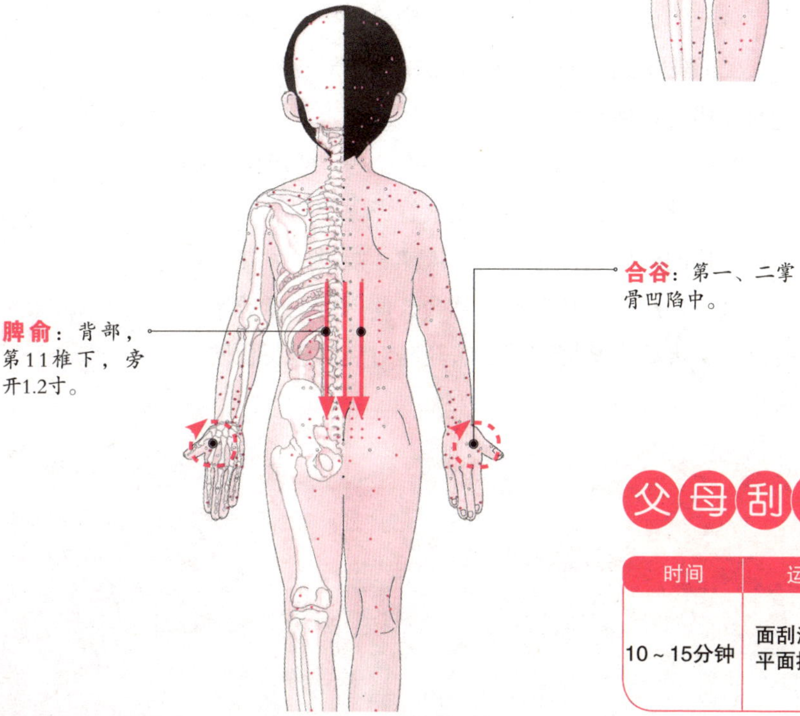

父母刮痧

时间	运板	次数
10～15分钟	面刮法 平面按揉法	20～30次

第2章

呼吸系统疾病

小儿呼吸系统疾病，如咳嗽、气管炎、扁桃体炎、鼻炎等疾病，都会让孩子感到不舒服，心理和精神状况因此受到影响，所以要帮助孩子对这些困扰健康的疾病进行彻底治疗。

咳嗽是儿童高发的呼吸道疾病，长期咳嗽，病症加重，就可能引发哮喘和支气管炎。同时，支气管炎在发病的时候也常有鼻塞、流涕、咳嗽、发热等症状。这些疾病得不到根治，就会长期困扰儿童健康，所以，父母要应掌握刮痧手法随时对疾病进行预防和治疗。

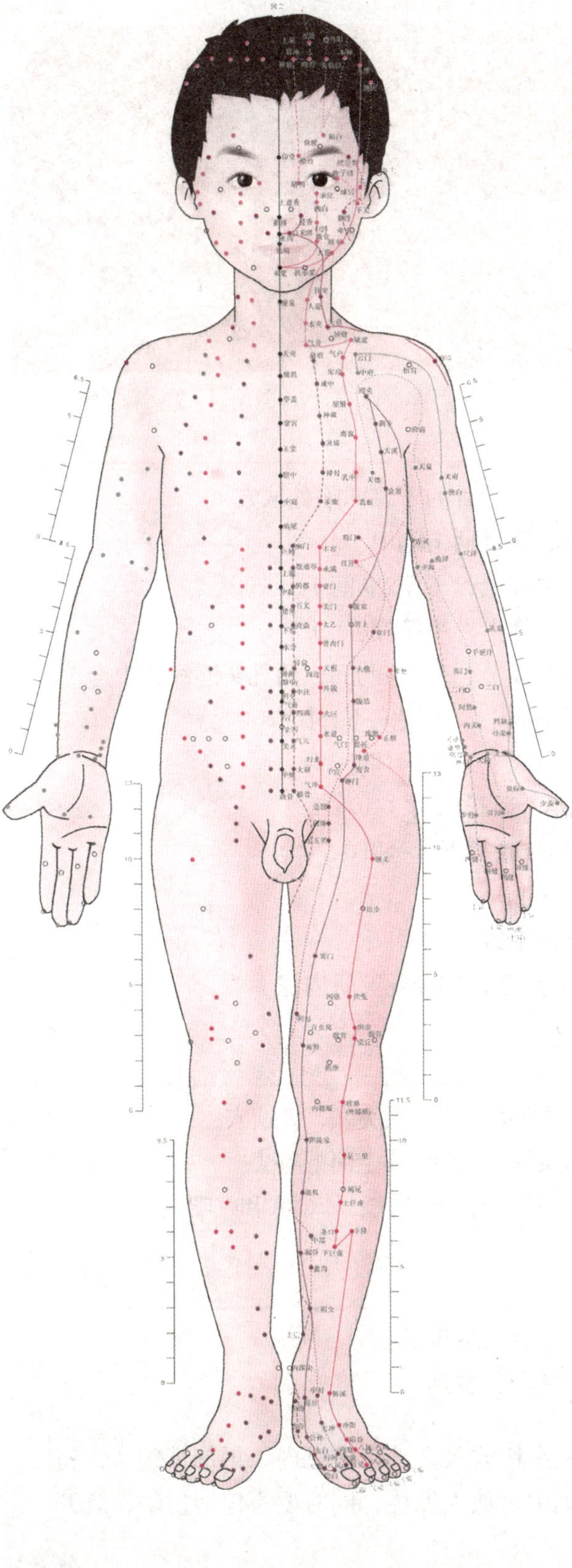

本章看点

XIAOERKESOU

小儿咳嗽

咳嗽是呼吸道系统疾病当中儿童常会感染的疾病之一。当呼吸道黏膜有炎症、受到异物、分泌物或过敏性因素等刺激时，即反射性地引起咳嗽。外寒入侵引起急性咳嗽，若不及时治疗，有可能会转为长期咳嗽，病症加重，并可能引发哮喘。

刮痧穴位

任脉：廉泉（颈部，喉结上方，舌骨的下缘凹陷处取穴）
天突（颈部，结喉下、胸骨柄上陷中）
紫宫（胸部，当前正中线上，平第2肋间）
玉堂（胸部，当前正中线上，平第3肋间）
膻中（胸部，当前正中线上，平第4肋间，两乳头连线的中点）
璇玑（胸部，当前正中线上，天突穴下1寸）
华盖（胸部，当前正中线上，平第1肋间）

膀胱经：肺俞（背部，第3椎，旁开1.2寸）
定喘（背部，第7颈椎棘突下，旁开0.5寸）
气喘（第7颈椎旁1.5寸）

肺经：中府（胸部，距胸骨正中线6寸）

胃经：人迎（颈部，结喉两旁1寸，胸锁乳突肌内缘）

刮痧顺序

第一步，用面刮法刮拭颈部颈部廉泉穴、天突穴、人迎穴；
第二步，用面刮法，前胸由天突穴至膻中穴由上而下刮拭；
第三步，用面刮法从上而下刮拭脊椎定喘穴、肺俞穴和气喘穴。

辅助食疗

宜食：柿子、西瓜、枇杷、荸荠、冬瓜汤。
忌食：羊肉、荔枝、桂圆、辣椒、蚕蛹。

山药粥：把山药去皮，切成小块放入食品粉碎机内，再加半碗水，将山药加工成稀糊状。然后倒入锅中，放火上烧，同时要不停地搅动，烧开即可，空腹时食用。

取穴 刮痧

廉泉：颈部，喉结上方，舌骨的下缘凹陷处取穴。

天突：颈部，结喉下、胸骨柄上陷中。

人迎：颈部，结喉两旁1寸，胸锁乳突肌内缘。

璇玑：胸部，当前正中线上，天突穴下1寸。

中府：胸部，距胸骨正中线6寸。

华盖：胸部，当前正中线上，平第1肋间。

紫宫：胸部，当前正中线上，平第2肋间。

玉堂：胸部，当前正中线上，平第3肋间。

膻中：胸部，当前正中线上，平第4肋间，两乳头连线的中点。

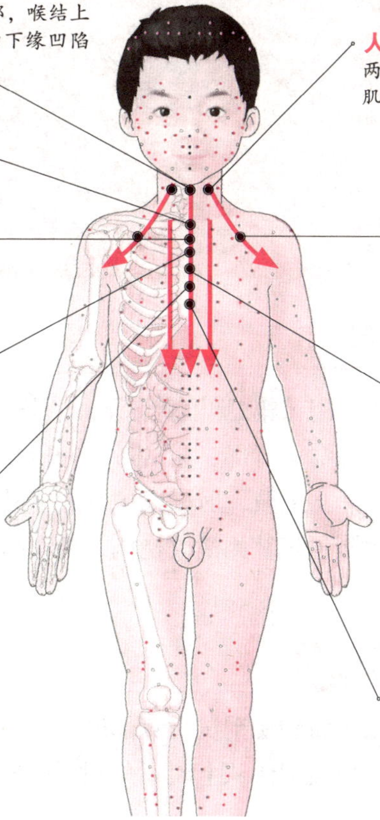

肺俞：背部，第3椎，旁开1.2寸。

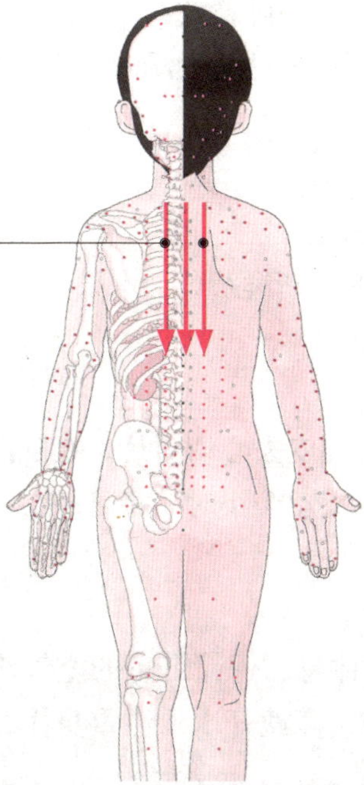

父母刮痧

时间	运板	次数
20～30分钟	面刮法 角刮法	20～30次

ZHIQIGUANYAN

支气管炎

支气管炎在小儿时期很常见，一年四季都可发病，在冬春季节的时候达到高峰。发病过程伴随鼻塞、流涕、咳嗽、发热等症状。大都继发于上呼吸道感染之后。在发病开始时，先有上呼吸道感染的症状，如鼻塞、流涕。同时，婴幼儿时期，有一种特殊类型的支气管炎，称喘息型支气管炎，多见于2岁以下虚胖小儿，往往有湿疹及过敏病史，若治疗不及时往往发展成为支气管哮喘，家长应该特别注意。

刮痧穴位

膀胱经：风门（第2胸椎棘突下，脊椎旁开1.2寸）

肺俞（背部，第3椎，旁开1.2寸）

肺经：尺泽（上肢，肘横纹中，大筋外侧陷处，仰掌屈肘为穴）

太渊（腕掌侧横纹桡侧，桡动脉搏动处）

刮痧顺序

第一步，用面刮法刮拭脊背部风门穴、肺俞穴；

第二步，用面刮法从上向下分别刮拭上肢的尺泽穴、太渊穴。

辅助食疗

宜食：稀饭、煮透的面条、鸡蛋羹、新鲜蔬菜、水果汁。

忌食：糖、辛辣、肉、橘子、冷饮。

川贝梨：川贝母3钱去心研粉，梨削皮去心切薄片，在碗内铺一层梨片撒一层川贝母粉，如此数层，大火隔水蒸3个小时。每日2次，每次喝梨汁1匙、吃梨片1片，连续7~10天。

注意：患支气管炎的患儿要注意休息，保持卧室的空气流通，保持适宜的温度和湿度。给予易消化的食物，多饮开水，注重身体、特别是胸部的保暖。

取穴 刮痧

尺泽：上肢，肘横纹中，大筋外侧陷处，仰掌屈肘为穴。

太渊：腕掌侧横纹桡侧，桡动脉搏动处。

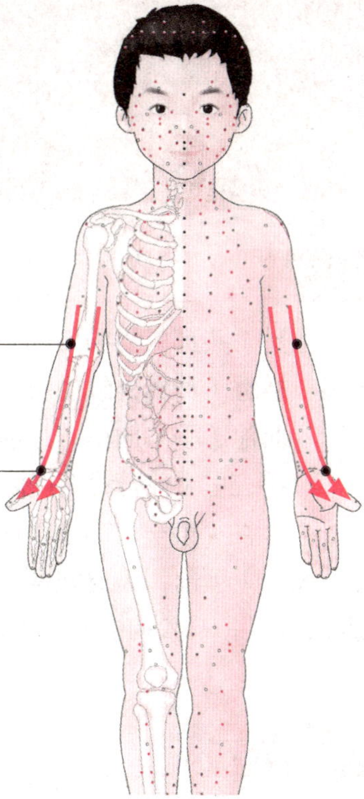

风门：第2胸椎棘突下，脊椎旁开1.2寸。

肺俞：背部，第3椎，旁开1.2寸。

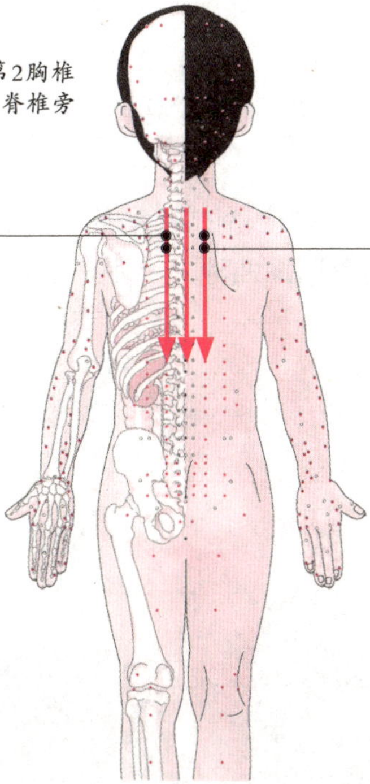

父母刮痧

时间	运板	次数
10～15分钟	面刮法	20～30次 轻度

BIYAN

鼻炎（鼻窦炎）

鼻炎是儿童经常遇到的病症，由于儿童鼻窦口相对较大，自身抵抗力弱，一旦遇上感冒、扁桃体发炎等症状，很容易引发鼻炎。一旦孩子感冒，父母就要积极给孩子治疗，若是感冒持续一周以上，浓鼻涕不见减少，就应考虑到鼻窦炎，应给孩子采用刮痧的方式救治。

刮痧穴位

督脉：上星（头部，当前发际正中直上 1 寸）

大肠经：迎香（鼻翼外纹中央）

曲池（手心向里，屈肘横纹头，在外辅骨内陷中）

手三里（前臂背面桡侧，当阳溪与曲池连线上，肘横纹下2寸）

合谷（第一、二掌骨凹陷中）

胆经：风池（项部，风府穴两旁凹陷处）

膀胱经：风门（第2胸椎棘突下，脊椎旁开1.2寸）

刮痧顺序

第一步，用角刮法刮拭前额部上星穴；

第二步，用角刮法刮拭鼻翼外两旁迎香穴；

第三步，用面刮法刮拭后脑发际风池穴；用同样方法刮拭脊背部风门穴；

第四步，用疏理经气法从上往下刮拭手前臂阳面曲池穴、手三里穴，用平面按揉法刮拭合谷穴。

辅助食疗

宜食：水果、蔬菜、豆制品。

忌食：辛辣、油腻、快餐类食品。

取穴　刮痧

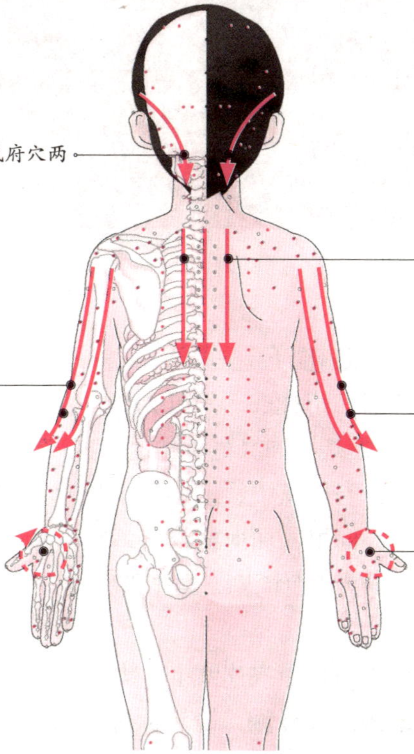

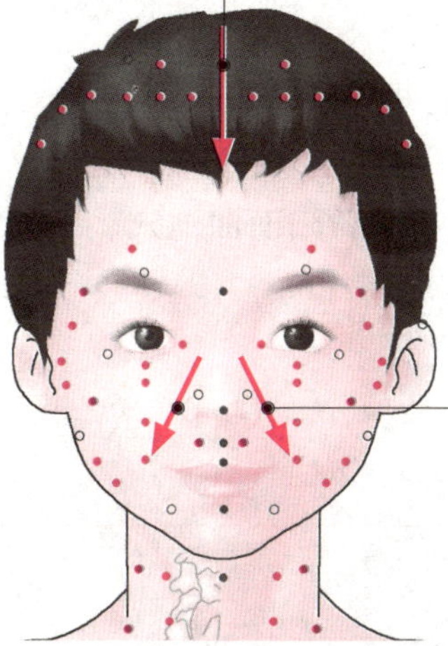

父母刮痧

时间	运板	次数
10～20分钟	角刮法 面刮法 疏理经气法	20～30次

ZHIQIGUANFEIYAN

支气管肺炎

支气管肺炎是小儿常患的肺炎的一种，引起儿童肺炎的原因多为病毒和细菌及病原体，小孩一旦感冒，应该赶快治疗，并对孩子细心观察，预防出现支气管肺炎。小儿肺炎多为急症，常表现为发热、咳嗽、睡眠不安、腹泻、恶心呕吐等症状。刮痧疗法在小儿支气管肺炎方面的疗效显著，父母可以通过刮痧为孩子治疗，免去西药打针之苦。

刮痧穴位

督脉：身柱（胸部，第3椎下）

膀胱经：肺俞（背部，第3椎，旁开1.2寸）

胆经：肩井（颈外1横指肌肉高处，按之有凹陷为穴）

任脉：膻中（胸部，当前正中线上，平第4肋间，两乳头连线的中点）

大肠经：曲池（手心向里，屈肘横纹头，在外辅骨内陷中）

手三里（前臂背面桡侧，当阳溪穴与曲池穴连线上，肘横纹下2寸）

肺经：孔最（太渊穴与尺泽穴连线上，太渊穴上7寸处）

太渊（腕掌侧横纹桡侧，桡动脉搏动处）

胃经：丰隆（小腿前外侧，当外踝尖上8寸，条口外，距胫骨前缘2横指）

刮痧顺序

第一步，用面刮法刮拭身柱穴、肺俞穴；

第二步，用面刮法从内向外刮拭肩上肩井穴；

第三步，用面刮法从上往下刮拭前胸任脉膻中穴；

第四步，用疏理经气法从上往下刮拭小手臂阳面曲池穴、手三里穴，用同样方法刮拭小手臂阴面孔最穴、太渊穴；

第五步，用面刮法刮拭小腿下方丰隆穴。

辅助食疗

宜食：梨、牛奶、稀粥、鸡蛋羹、米汤。

忌食：辛辣、油腻、甜食、冷饮。

取穴 刮痧

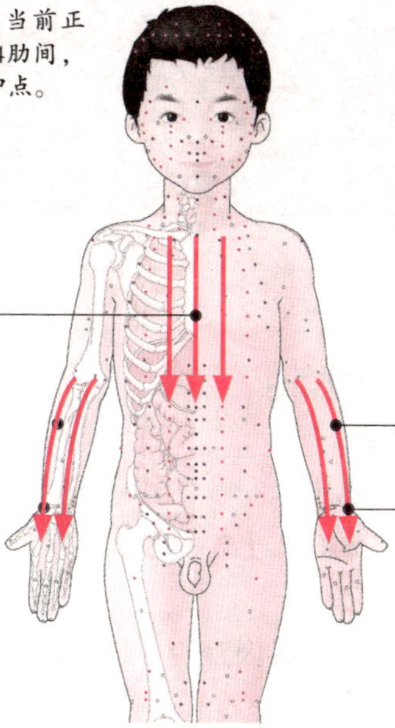

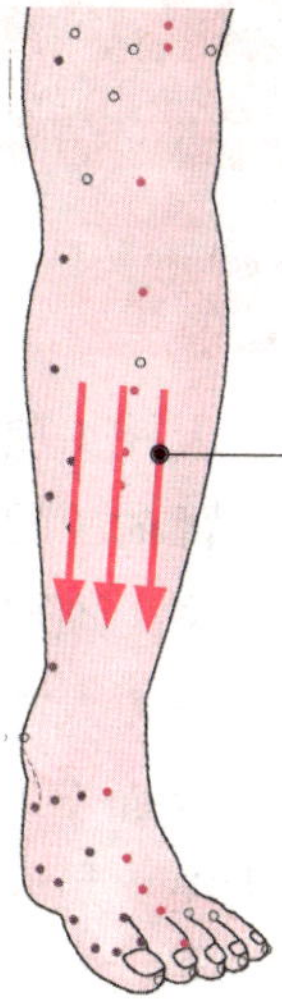

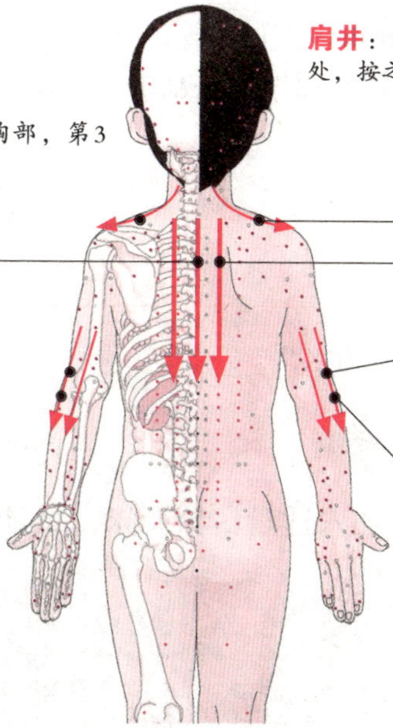

父母刮痧

时间	运板	次数
10～20分钟	面刮法 疏理经气法	20～30次

BIANTAOTIYAN

扁桃体炎

小儿扁桃体炎是一种儿童多发病、常见病，是由于风热外侵，肺经有热及邪热传里，肺胃热盛搏结于喉而至，主要症状为喉核红肿疼痛，表面或有黄白色脓样分泌物，多发生于春秋两季。孩子若是遇到受凉、潮湿、过度劳累、有害气体刺激以及上呼吸道有慢性病灶存在等因素就容易引起扁桃体炎，家长要特别注意。

刮痧穴位

膀胱经：天柱（项部，哑门穴向外旁开1寸处）

肾俞（腰部，第14椎，旁开1.2寸）

任脉：天突（颈部，结喉下、胸骨柄上陷中）

肺经：孔最（太渊穴与尺泽穴连线上，太渊穴上7寸处）

大肠经：合谷（第一、二掌骨凹陷中)

肾经：太溪（足内踝与跟腱之间凹陷中、平齐内踝尖）

刮痧顺序

第一步，用角刮法刮拭后颈部的天柱穴；

第二步，用面刮法刮拭腰部的肾俞穴一带和前胸的天突穴一带；

第三步，用面刮法刮拭小手臂的孔最穴，用平面按揉法刮拭合谷穴；

第四步，用角刮法刮拭太溪穴一带。

辅助食疗

宜食：牛奶、豆制品、鸡蛋、富含维生素C的水果。

忌食：辛辣、油腻、冷饮。

无花果冰糖饮：无花果60克入锅浓煎，加入适量白糖调味，每日一剂，早晚各一服，坚持3~7天即可。

取穴 刮痧

天突：颈部，结喉下、胸骨柄上陷中。

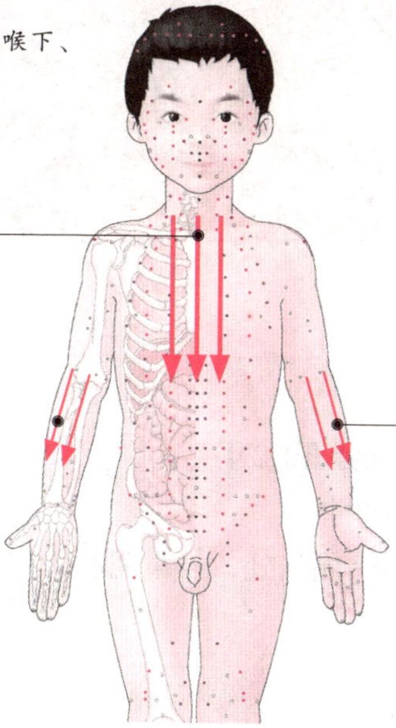

孔最：太渊穴与尺泽穴连线上，太渊穴上7寸处。

太溪：足内踝与跟腱之间凹陷中、平齐内踝尖。

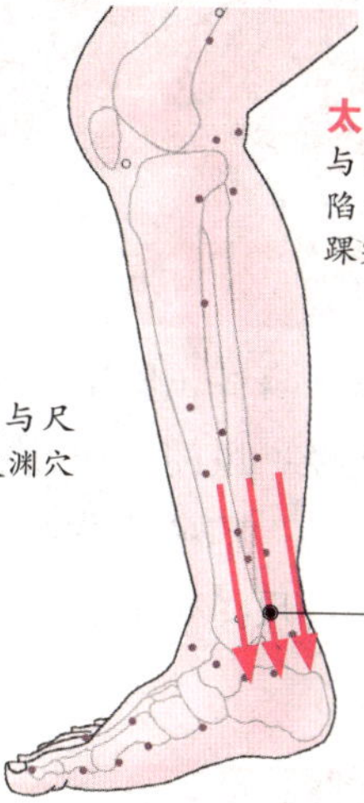

天柱：项部，哑门穴向外旁开1寸处。

合谷：第一、二掌骨凹陷中。

肾俞：腰部，第14椎，旁开1.2寸。

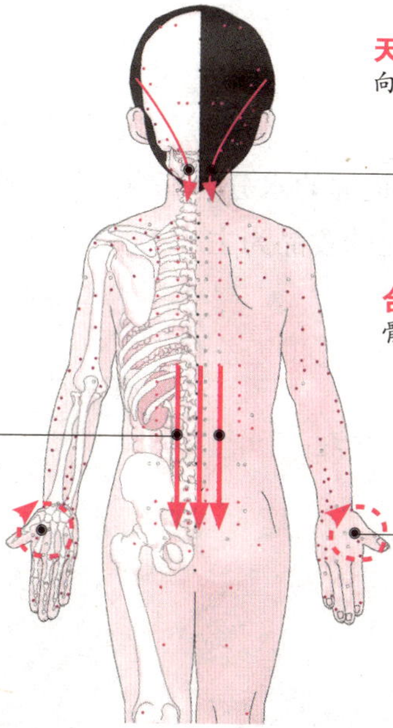

父母刮痧

时间	运板	次数
10～20分钟	角刮法 面刮法	20～30次

BAIRIKE

百日咳

百日咳是由百日咳嗜血杆菌引起的急性呼吸道传染病，一般发生在秋冬季节，主要症状为阵发性痉挛性咳嗽，且咳毕完后伴有鸡啼样的吸气回声、外周血淋巴细胞增高，5岁以下的儿童易发病。本病由于初期类似感冒，咳嗽不显，易被家长认为是感冒，错失治疗的最佳时间。近年由于广泛普及接种百日咳疫苗，其发病率已下降。

刮痧穴位

督脉：身柱（胸部，第3椎下）

膀胱经：风门（第2胸椎棘突下，脊椎旁开1.2寸）

肺俞（背部，第3椎，旁开1.2寸）

肺经：尺泽（上肢，肘横纹中，大筋外侧陷处，仰掌屈肘为穴）

刮痧顺序

第一步，用面刮法从上到下刮拭脊背部的风门穴、身柱穴、肺俞穴；

第二步，用面刮法从上到下刮拭双手两侧的尺泽穴。

治病窍门

在孩子患病期间，家长要给孩子补充足够的水分，开窗通风，避免和他人接触，在饮食上要少吃多餐，以易消化的食品为主。

取穴　刮痧

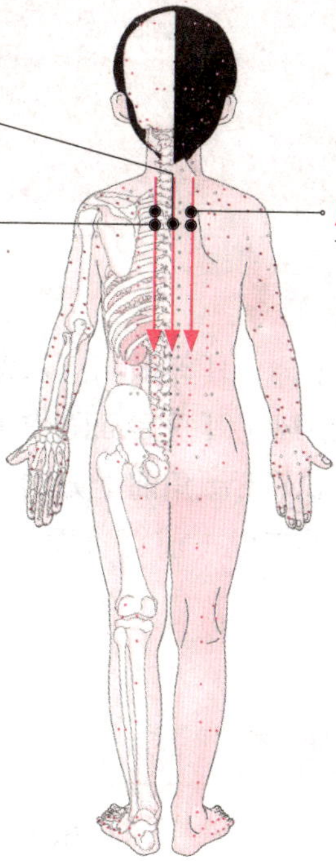

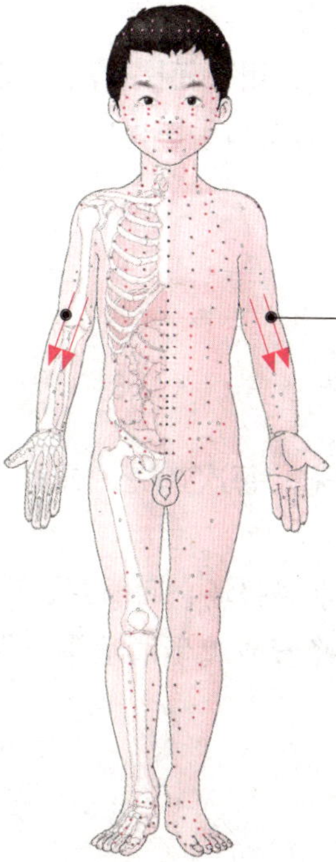

父母刮痧

时间	运板	次数
10～15分钟	面刮法	20～30次

LIUXINGXINGSAIXIANYAN

流行性腮腺炎

流行性腮腺炎多是由风温病毒由口鼻而入，夹肝胆之火与阳明胃热上攻，郁热壅滞少阳经，以致外发腮颊肿胀，一般发病于冬春季节，主要症状为腮肿作痛，发热，伴有头痛、咽喉痛、食欲不振等现象。中医治疗以清热解毒、疏风散结，软坚消肿为主，刮痧治疗方法也有良效。

刮痧穴位

三焦经：角孙（耳郭最高点入发际处）

翳风（耳垂后面陷中）

胃经：颊车（下颌角前上方约1横指，按之凹陷处）

太阳经：手三里（前臂背面桡侧，当阳溪穴与曲池穴连线上，肘横纹下2寸）

刮痧顺序

第一步，用角刮法刮拭耳朵上方的角孙穴；

第二步，用角刮法刮拭耳朵下方的翳风穴，用平面按揉法刮拭颊车穴；

第三步，用面刮法从上到下刮拭小手臂阳面的手三里穴。

辅助食疗

忌食：韭菜、花生、辣椒、冷饮、蛋糕。

1. 老丝瓜1条，切碎炒至微黄，研为细末。每次10克，开水送服，每日3次，连服5日。

2. 治腮腺炎：绿豆60克，白菜心2个。水煮服汤，每日2次。

3. 赤豆用水浸软，捣烂，用水或醋或蜂蜜或鸡蛋清适量，调成膏状，外敷患处。

取穴　刮痧

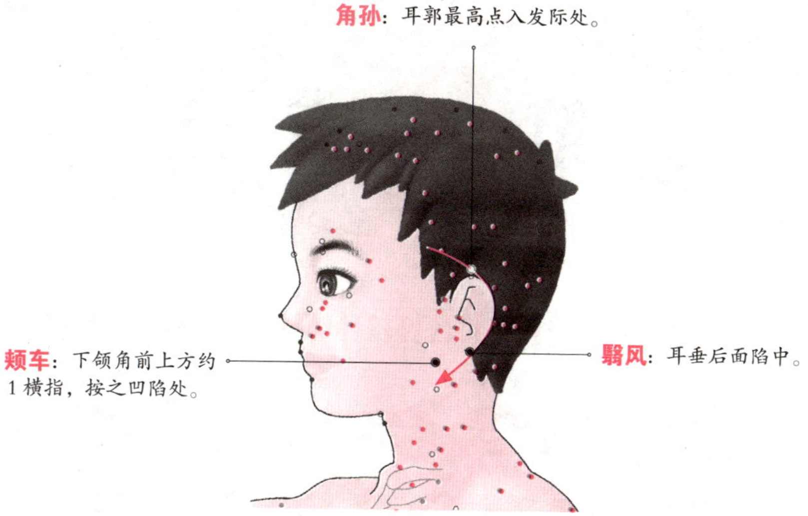

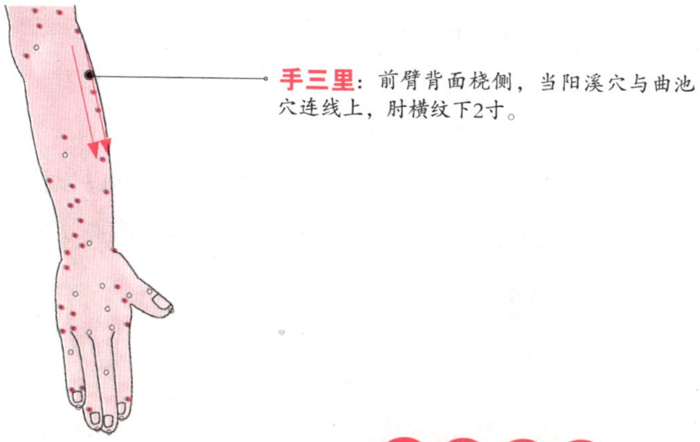

父母刮痧

时间	运板	次数
10～15分钟	面刮法 角刮法 平面按揉法	20～30次

第3章

血液循环系统疾病

血液循环系统由血液、血管和心脏组成。血液由四种成分组成：血浆、红细胞、白细胞、血小板。任何一处出现问题，都会引发血液系统疾病。小儿常见的血液循环系统疾病包括：风湿性心脏病、过敏性紫癜、贫血、白血病、心悸等。

通过简单的刮痧手法，父母可以以刮痧的方式增强人体的正气，从而达到养气养血、定气安神的效果。

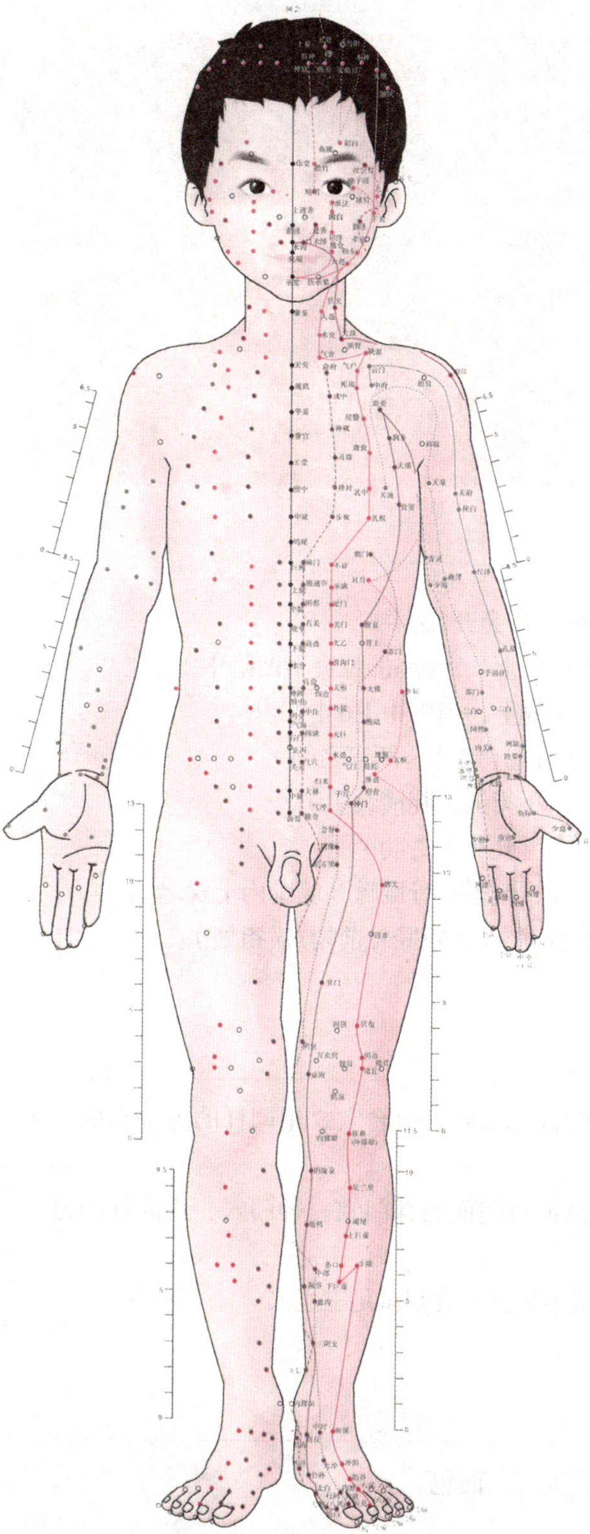

本章看点

FENGSHIXINGXINZANGBING

风湿性心脏病

风湿性心脏病又称风湿性心瓣膜病。此病是由风湿病引起的慢性心瓣膜损害，形成瓣膜口狭窄或关闭不全，或狭窄与关闭不全同时存在，导致血流动力改变，最后心脏功能代偿不全，形成充血性心力衰竭的一种病症。风湿性心脏病是最常见的一种心脏病，儿童和青少年中发病率高，5~15岁多见。这种病症若通过手术治疗，极易发生链球菌感染，从而引起病情的新变化。因此，父母可尝试采用刮痧手法治疗孩子的病症。

刮痧穴位

膀胱经：心俞（背部，第5椎下，旁开1.2寸）
督脉：灵台（背部，当后正中线上，第6胸椎棘突下凹陷中）
任脉：巨阙（上腹部，前正中线上，当脐中上6寸）
心包经：郄门（手腕横纹正中直上3.5寸、两筋之间）
心经：神门（手腕掌面关节，小指侧、腕横纹中）
肝经：期门（胸部，乳中线上，乳头下二肋）
小肠经：小海（上肢肘关节处，距当尺骨鹰嘴与肱骨内上踝之间）
胃经：足三里（外侧膝眼下直下3寸，距胫骨前嵴1横指处）

刮痧顺序

第一步，用面刮法刮拭脊背部心俞穴、灵台穴，用同样的方法刮拭巨阙穴、期门穴；

第二步，用疏理经气法刮拭前臂阴面的郄门穴、神门穴，用同样的方法刮拭前臂阳面小海穴；

第三步，用平面按揉法刮拭小腿正前方刮拭足三里穴。

辅助食疗

宜食：水果、蔬菜、海鲜、大豆、面包。
忌食：盐、加工类食品。

取穴　刮痧

巨阙：上腹部，前正中线上，当脐中上6寸。

郄门：手腕横纹正中直上3.5寸，两筋之间。

期门：胸部，乳中线上，乳头下二肋。

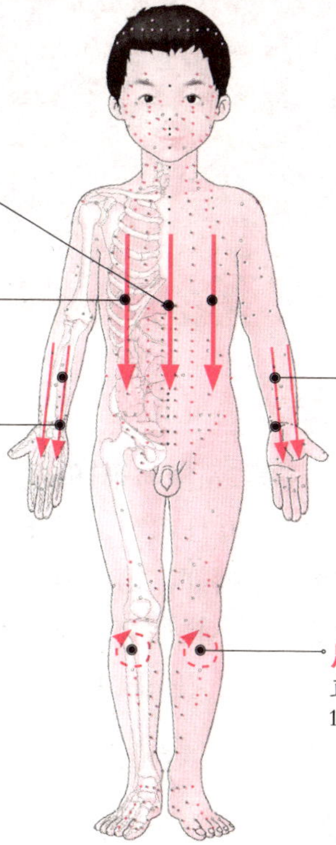

神门：手腕掌面关节，小指侧、腕横纹中。

足三里：外侧膝眼下直下3寸，距胫骨前嵴1横指处。

心俞：背部，第5椎下，旁开1.2寸。

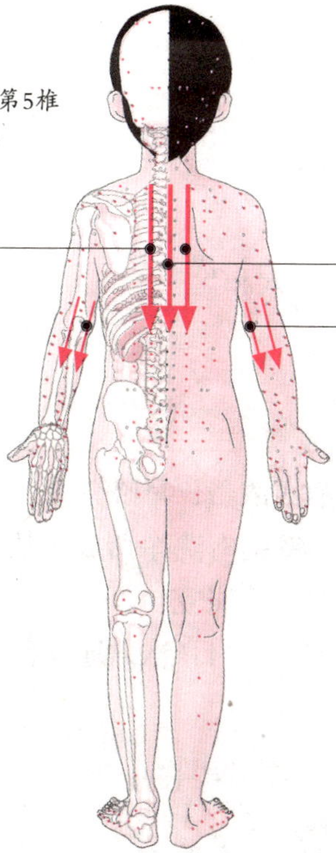

灵台：背部，当后正中线上，第6胸椎棘突下凹陷中。

小海：上肢肘关节处，距当尺骨鹰嘴与肱骨内上踝之间。

父母刮痧

时间	运板	次数
10～20分钟	面刮法 疏理经气法 平面按揉法	20～30次

GUOMINGXINGZIDIAN

过敏性紫癜

过敏性紫癜是小儿出血性疾病中常见的一种病症。临床上以血液溢于皮肤、黏膜之下，出现青紫、瘀点、瘀斑，压之不褪色为特征，表现症状是血小板不减少，常伴有腹痛和关节症状，并有发热、头痛及食欲不振，偶尔以腹绞痛或关节痛为主要表现，最早的皮肤表现为小而分散的瘀点式荨麻疹样皮疹，一般在一天以内变为出血性皮疹。治疗紫癜一般是越早越好，时间越早治愈的可能性越大，一旦延迟治疗，将有可能引起肾损害。

刮痧穴位

督脉：大椎（第7颈椎与第1胸椎棘突之间）

膀胱经：大杼（脊柱棘突、旁开1.2寸）

肾俞（腰部，第14椎，旁开1.2寸）

胆经：阳陵泉（小腿外侧，当腓骨小头前下方凹陷处）

胃经：足三里（外侧膝眼下直下3寸，距胫骨前嵴1横指处）

刮痧顺序

第一步，用面刮法刮拭脊背部大椎穴、大杼穴；

第二步，用面刮法刮拭腰部肾俞穴；

第三步，用平面按揉法刮拭小腿外侧阳陵泉穴和足三里穴。

辅助食疗

1. 黑木耳、白木耳各50克，紫米75克。熬成浓羹，早晚分食。

2. 红枣100克，兔肉500克，红糖适量。将兔肉洗净切成小块，同红枣、红糖一起放锅内隔水炖熟，至肉烂即可。分3次服完。

3. 大枣500克。大枣洗净、生食，每次10个，一日3次，连续食用。

取穴　刮痧

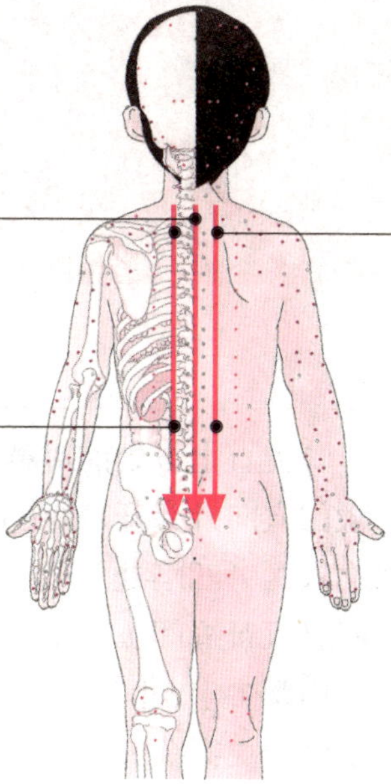

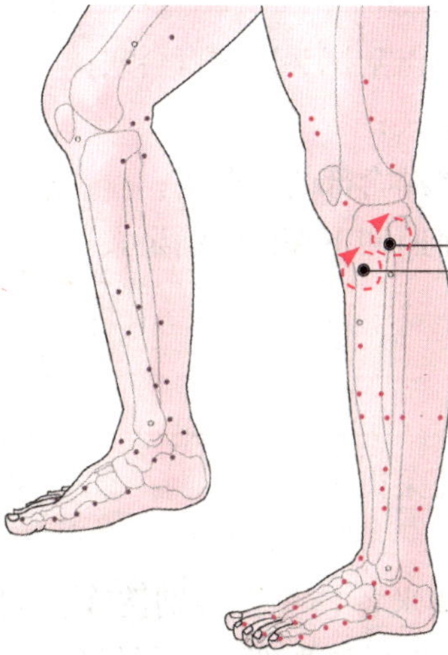

父母刮痧

时间	运板	次数
10～15分钟	面刮法 平面按揉法	20～30次

PINXUE

贫血

贫血是小儿当中常见的病症，引起贫血的原因较为复杂，缺铁、铅中毒、饮食精细等情况都有可能造成贫血。缺铁性贫血在饮食上多加注意，治愈率高，但再生障碍性贫血治疗比较困难，家长需要更多的耐心。小儿贫血在早期常常被家长忽视，等到确诊，贫血程度已经很重。家长通过刮痧的方式，一般2～3个月内可以初见疗效。

刮痧穴位

督脉：百会（头顶中央，耳尖直上方处前对鼻尖）

膀胱经：天柱（项部，哑门穴向外旁开1寸处）

胆经：风池（项部，风府穴两旁凹陷处）

侠溪（足部，第四、五趾缝间）

足阴经：三阴交（下肢，内踝尖上2寸）

肾经：涌泉（足底，足趾骨中央微前方）

刮痧顺序

第一步，用单角刮法刮拭整个头部，并重点刮拭头顶部百会穴；

第二步，用面刮法刮拭内脚踝上方三阴交穴；

第三步，用垂直按揉法刮拭第四、五跖骨结合部的侠溪穴；

第四步，用面刮法刮拭脚底部、弯曲五趾时凹下部位的涌泉穴。

辅助食疗

宜食：海洋鱼类、动物血类、含铁多的蔬菜类。

龙眼枸杞粥：将龙眼肉、枸杞子、血糯米各15克。分别洗净，同入锅，加水适量，大火煮沸后改小火煨煮，至米烂汤稠即可，每日1剂，分早、晚2次吃完。经常食用有效。

取穴 刮痧

天柱：项部，哑门穴向外旁开1寸处。

百会：头顶中央，耳尖直上方处前对鼻尖。

风池：项部，风府穴两旁凹陷处。

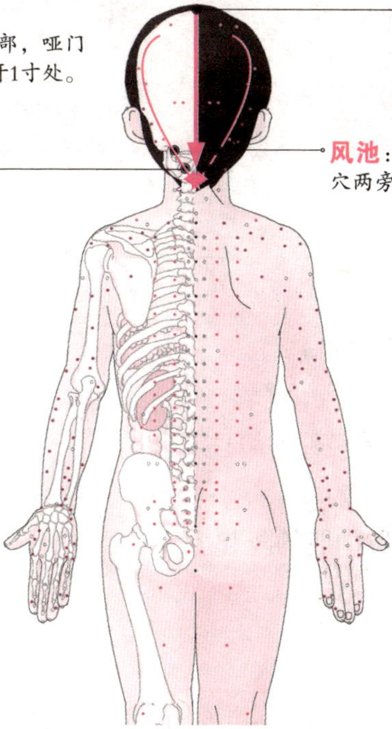

三阴交：下肢，内踝尖上2寸。

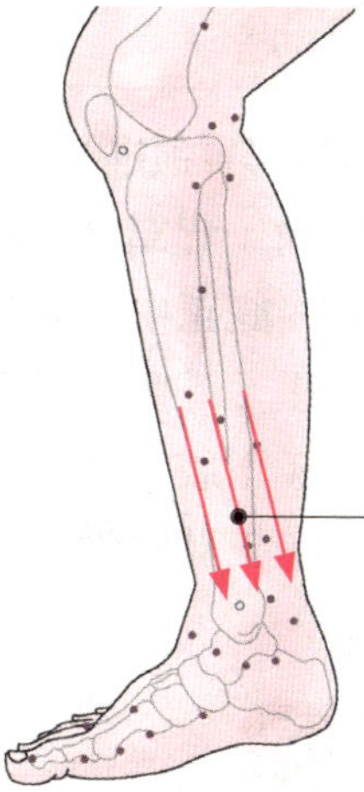

侠溪：足部，第四、五趾缝间。

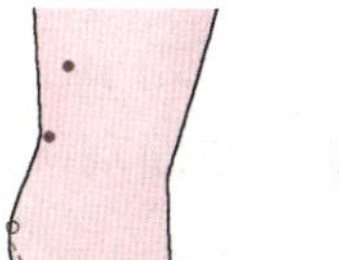

涌泉：足底，足趾骨中央微前方。

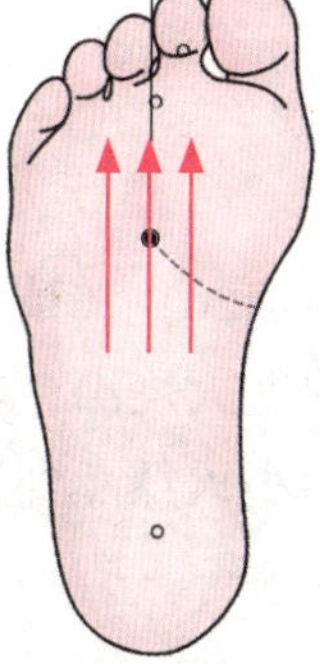

父母刮痧

时间	运板	次数
10～15分钟	单角刮法 面刮法 垂直按揉法	20～30次

BAIXUEBING

白血病

白血病是一种造血系统病变的恶性增生性疾病，主要表现为骨髓或其他造血组织中的某种血细胞异常增生，并扩散到全身的各组织、器官，伴有发热、贫血、出血、肝脾及淋巴结肿大等现象。小儿白血病多为急性，其治疗应采用多种治疗方法，中西医结合。刮痧疗法是疗效显著的方案之一。

刮痧穴位

督脉：大椎（第7颈椎与第1胸椎棘突之间）

膀胱经：心俞（背部，第5椎下，旁开1.2寸）

任脉：中脘（腹正中线上、脐上4寸）

胃经：足三里（外侧膝眼下直下3寸，距胫骨前嵴1横指处）

胆经：悬钟（下肢，外踝尖上2.5寸）

脾经：血海（下肢膑骨内上缘1.5寸，股内肌的隆起上）

刮痧顺序

第一步，用面刮法刮拭脊背部大椎穴，用同样方法刮拭前胸的中脘穴；

第二步，用面刮法刮拭大腿内侧血海穴；

第三步，用平面按揉法或面刮法刮拭小腿正前方足三里穴和小腿外侧悬钟穴。

辅助食疗

宜食：红薯、橘子、动物肝脏、海产品。

荠菜粥：鲜嫩荠菜100~200克，粳米100克，白糖20克，精盐、食油适量，将荠菜洗净切碎，压轧取汁，粳米淘洗净入锅大火烧沸，转为小火熬煮到米熟，下入白糖、食油、精盐、菜汁，继续用小火熬煮到米烂成粥，即可食用。早、晚餐服食，每日1~2次。

取穴　刮痧

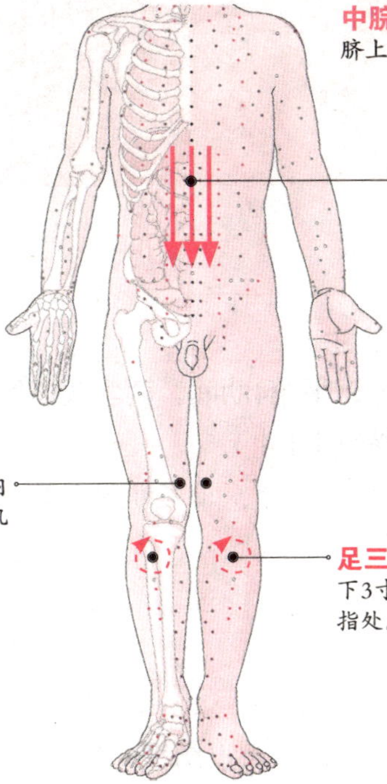

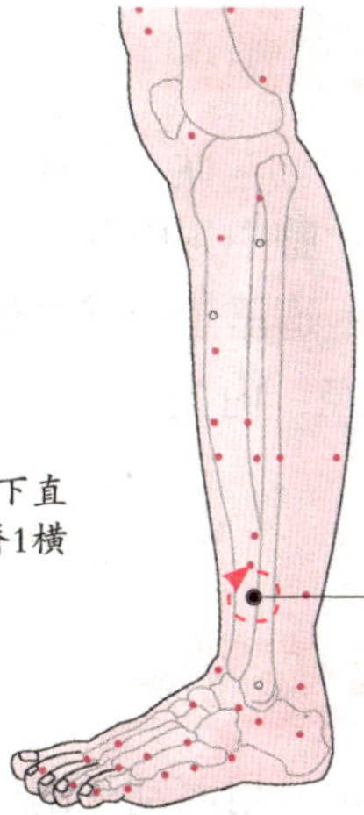

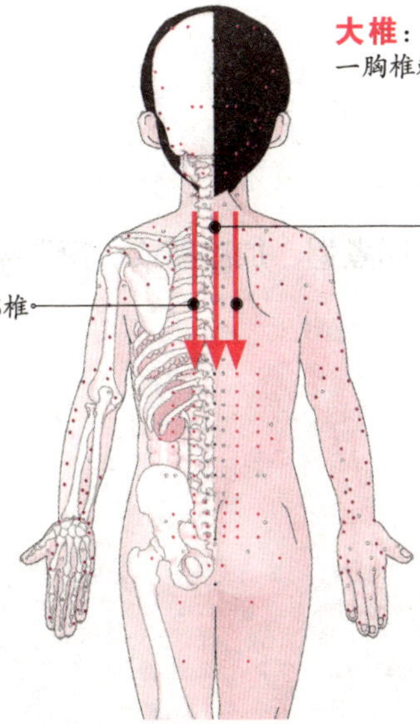

父母刮痧

时间	运板	次数
10～15分钟	面刮法 平面按揉法	20～30次

XINJI

心悸

小儿心悸主要是指患儿感觉到心中悸动，不能控制，心跳加快变强，常与风湿性心脏病、贫血、心脏神经官能症等病症伴随出现。

刮痧穴位

膀胱经：大杼（脊柱棘突、旁开1.2寸）

任脉：膻中（胸部，当前正中线上，平第4肋间，两乳头连线的中点）

心经：通里（前臂掌侧，尺侧腕横纹上1寸）

心包经：内关（前臂掌侧，腕横纹上 2 寸，掌长肌腱与桡侧腕屈肌腱之间）

刮痧顺序

第一步，用面刮法刮拭脊椎及肩胛部位，重点刮拭大杼穴；

第二步，用单角刮法，从上而下刮拭前胸膻中穴；

第三步，用面刮法由上到下刮拭内关穴、通里穴。

辅助食疗

红枣粥：红枣煮粥，早晚空腹吃；

百合粥：百合、莲子、薏米各适量，同煮粥，加冰糖或白糖调味食用。

取穴 刮痧

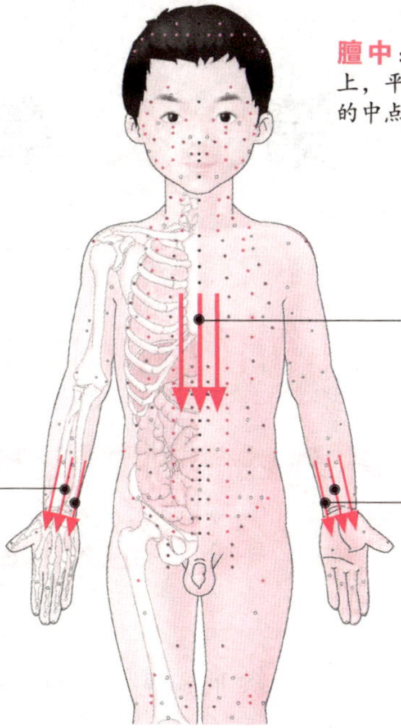

膻中：胸部，当前正中线上，平第4肋间，两乳头连线的中点。

内关：前臂掌侧，腕横纹上2寸，掌长肌腱与桡侧腕屈肌腱之间。

通里：前臂掌侧，尺侧腕横纹上1寸。

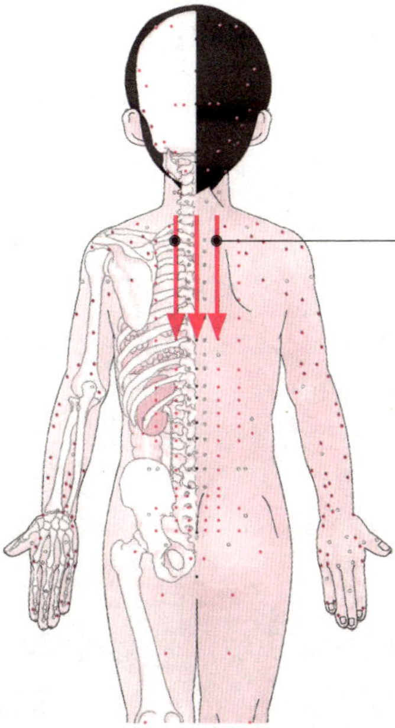

大杼：脊柱棘突、旁开1.2寸。

父母刮痧

时间	运板	次数
10～15分钟	面刮法 单角刮法	20～30次

第4章

消化系统疾病

小儿的消化系统非常薄弱，同时各部分器官都处于生长发育阶段，因此父母不仅要在饮食上注意儿童的健康，日常的刮痧护理也是非常必要的。

父母找准穴位，以刮痧的方式直接作用于小儿五脏六腑，能增强人体正气，促进排毒，既有利于整个人体的康复，也有利于治愈脏腑疾病。

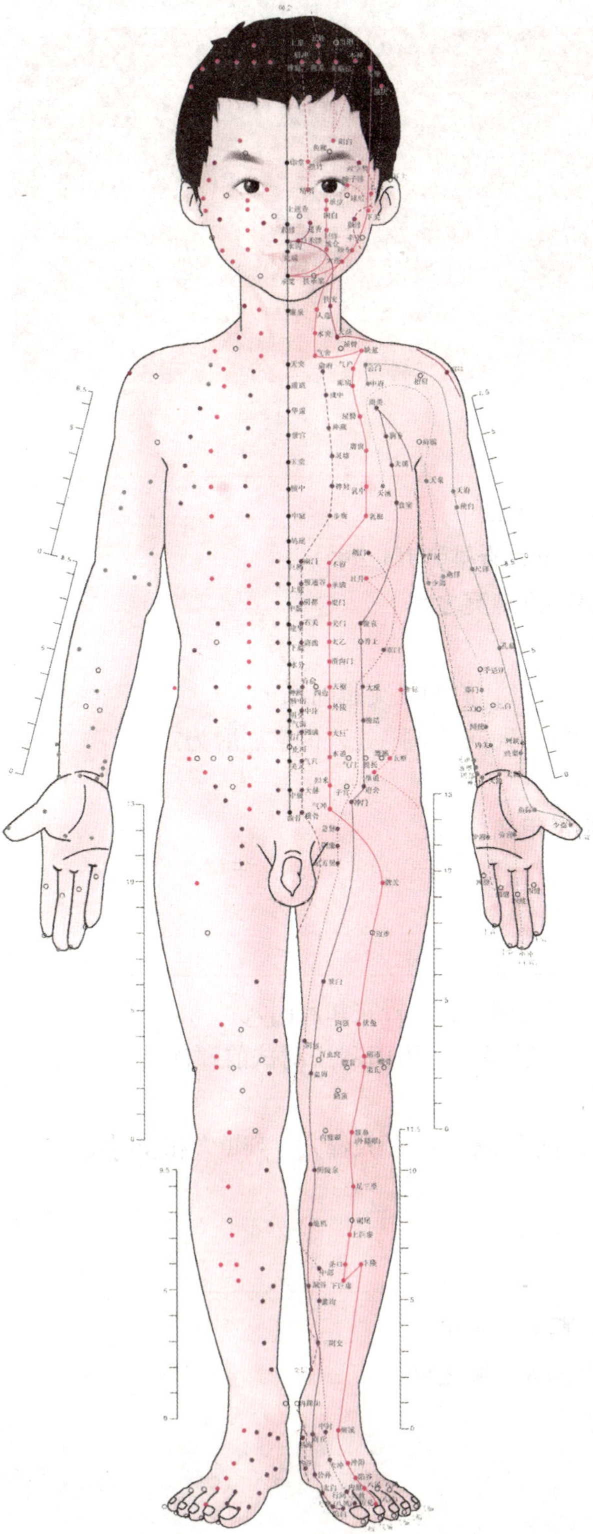

本章看点

YANHOUYAN

咽喉炎

咽喉炎是细菌益气的一种疾病，多发生在气候干燥的冬春两季，伴随鼻炎、扁桃体炎等疾病发生，主要症状为咽喉部干痒、灼热，刷牙时常引起反射性恶心呕吐，可分为急性和慢性两种。急性咽喉炎多由细菌病毒所致，一旦治疗不及时，就容易转为慢性。

刮痧穴位

膀胱经：大杼（脊柱棘突、旁开1.2寸）

风门（第2胸椎棘突下，脊椎旁开1.2寸）

督脉：大椎（第7颈椎与第1胸椎棘突之间）

三焦经：翳风（耳垂后面陷中）

胃经：人迎（颈部，结喉两旁1寸，胸锁乳突肌内缘）

肺经：尺泽（上肢，肘横纹中，大筋外侧陷处，仰掌屈肘为穴）

列缺（手腕横纹上1寸）

少商（手拇指桡侧距爪甲角1厘米）

刮痧顺序

第一步，用面刮法刮拭脊背部大椎穴、大杼穴和风门穴；

第二步，用单角刮法刮拭耳后翳风穴，用面刮法刮拭前颈部外侧的人迎穴；

第三步，用面刮法从上向下刮拭小手臂阴面的尺泽穴、列缺穴和少商穴。

辅助食疗

宜食：橘子、菠萝、甘蔗、鸭梨、苹果。

忌食：姜、花椒、芥末、大蒜等辛辣之物。

取穴 刮痧

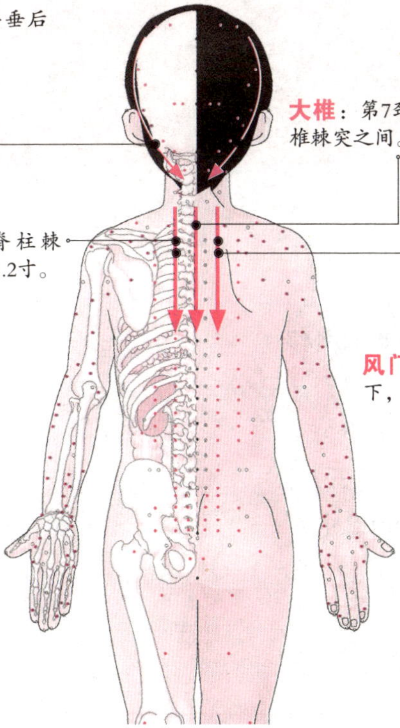

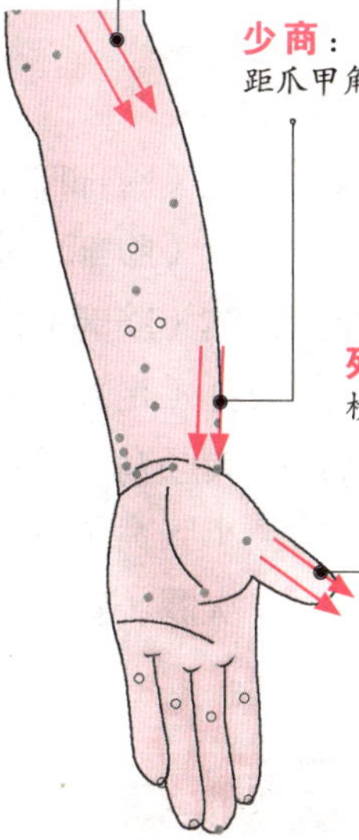

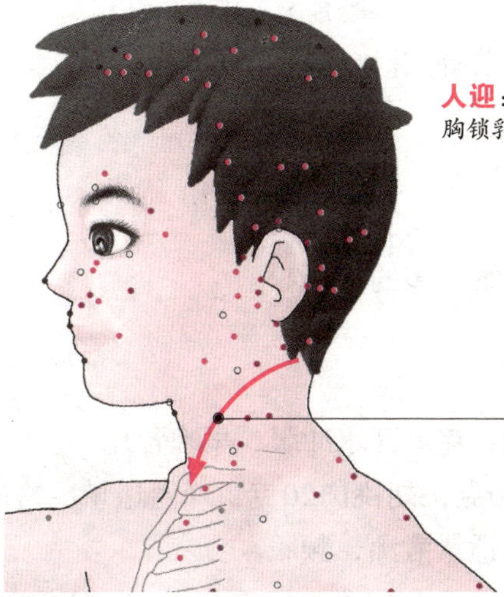

父母刮痧

时间	运板	次数
10~15分钟	单角刮法 面刮法	20~30次

XIAOERBIANMI

小儿便秘

小儿便秘对患儿的生长发育影响较大，主要表现为大便干结，干燥难解，且伴有腹痛、腹胀等现象。小儿便秘可分为功能性便秘，多由进食过少、食物中纤维过少等饮食因素影响；习惯性便秘多由于经常控制排便而产生；器质性病变所致的便秘多由于直肠、或其他全身疾病所产生。

刮痧穴位

任脉：关元（腹部脐下2.5寸）

胃经：天枢（腹部，脐旁开2寸，腹直肌外缘）

脾经：腹结（脐旁3寸，大横穴下1寸）

　　　公孙（足部第1跖骨基底内侧前下方）

膀胱经：大肠俞（腰部，第16椎下，旁开1寸）

　　　　小肠俞（背部第18椎下旁开1.2寸）

　　　　次髎（背部，第2骶后孔中）

刮痧顺序

第一步，用面刮法从上到下，从内到外刮拭天枢穴、腹结穴、关元穴位处；

第二步，用面刮法刮拭脊椎大肠俞穴、小肠俞穴、次髎穴；

第三步，用平面按揉法刮拭足部公孙穴。

辅助食疗

宜食：蜂蜜、香蕉、苹果、含纤维素多的青菜。

忌食：肉、辛辣、油腻。

蜂蜜汁：蜂蜜30～60克，芝麻油10克。开水冲服，早晚各1次。

杏仁羹：杏仁10～20克，山药50克，胡桃肉20克，蜂蜜适量。将前三味洗净去皮打碎和匀，加蜂蜜，加水适量煮沸，频服。

取穴 刮痧

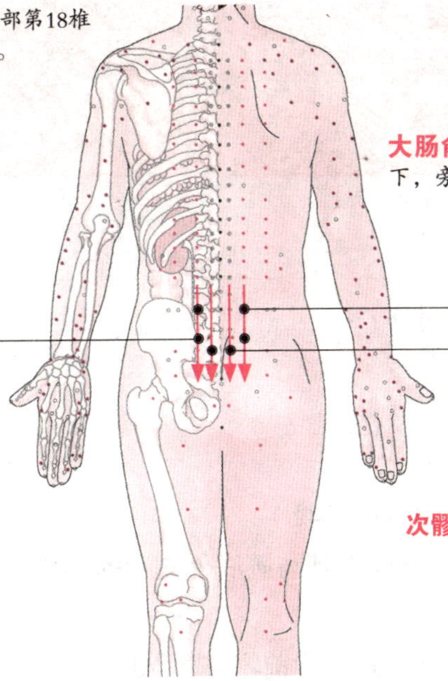

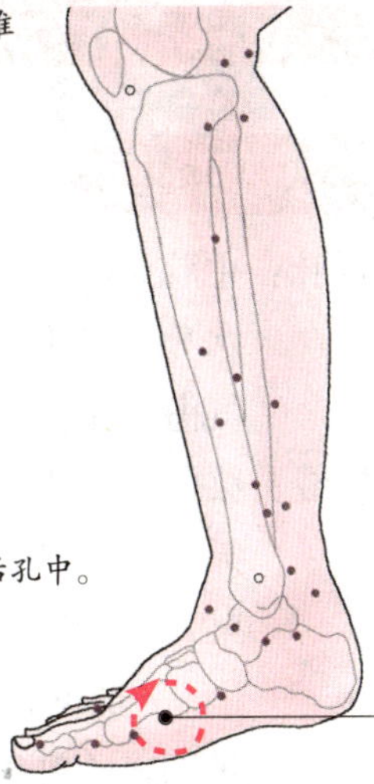

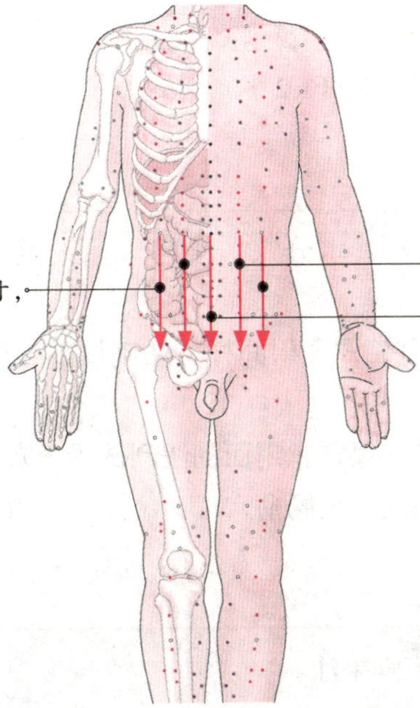

父母刮痧

时间	运板	次数
10～15分钟	角刮法 平面按揉法	20～30次

JIXINGCHANGWEIYAN

急性肠胃炎

急性肠胃炎是在患儿胃肠黏膜发病的急性炎症，多是由于饮食不当、暴饮暴食或食物变质等原因引起，多发于夏秋两季。孩子对食物质量没有辨别能力，因此在无人看管的情况下，很容易因吃不洁的食物引起食物中毒。

刮痧穴位

任脉：中脘（腹正中线上、脐上4寸）

水分（脐上1寸）

气海（下腹部，脐下1寸）

胃经：梁门（脐上4寸，旁开2寸处）

天枢（腹部，脐旁开2寸，腹直肌外缘）

梁丘（屈膝，大腿前面，当髂前上棘与髌底外侧端的连线上，髌底上1.5寸）

足三里（外侧膝眼下直下3寸，距胫骨前嵴1横指处）

大肠经：温溜（前臂背侧桡侧的中部、阳溪穴上3.5寸）

心包经：内关（前臂掌侧，腕横纹上 2 寸，掌长肌腱与桡侧腕屈肌腱之间)

膀胱经：大肠俞（腰部，第16椎下，旁开1.2寸）

胃俞（第12胸椎棘突下脊柱旁开1.2寸）

刮痧顺序

第一步，用面刮法刮拭腹部中脘穴、水分穴、梁门穴、天枢穴、气海穴；

第二步，用面刮法刮拭前臂阴面内关穴，用同样方法刮拭前臂阳面温溜穴；

第三步，用平面按揉法刮拭腿部足三里穴，用面刮法刮拭梁丘穴；

第四步，用面刮法刮拭脊背部胃俞穴、大肠俞穴。

辅助食疗

宜食：母乳、米汤、藕粉、菜汁、 鲜果汁。

忌食：咖啡、冷饮、肥肉。

取穴 刮痧

中脘：腹正中线上、脐上4寸。

梁门：脐上4寸，旁开2寸。

水分：脐上1寸。

天枢：腹部，脐旁开2寸，腹直肌外缘。

气海：下腹部，脐下1寸。

内关：前臂掌侧，腕横纹上2寸，掌长肌腱与桡侧腕屈肌腱之间。

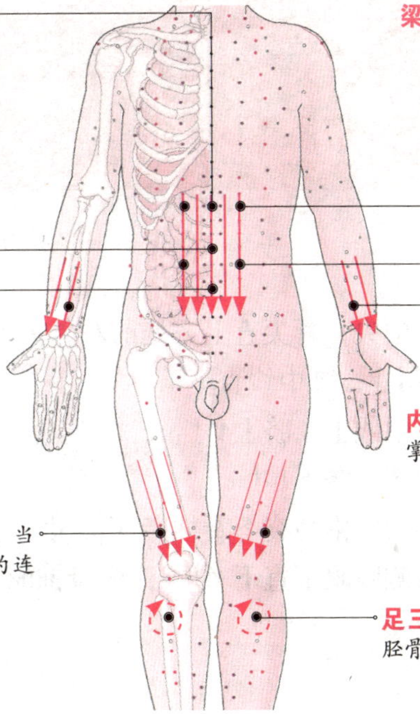

梁丘：屈膝，大腿前面，当髂前上棘与髌底外侧端的连线上，髌底上1.5寸。

足三里：外侧膝眼下直下3寸，距胫骨前嵴1横指处。

胃俞：第12胸椎棘突下脊柱旁开1.2寸。

温溜：前臂背侧桡侧的中部、阳溪穴上3.5寸。

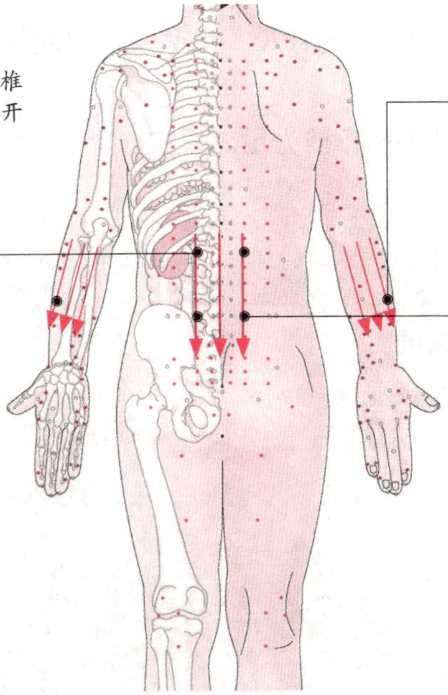

大肠俞：腰部，第16椎下，旁开1.2寸。

父母刮痧

时间	运板	次数
10～15分钟	面刮法 平面按揉法	20～30次

WEIXIACHUI

胃下垂

胃下垂是指胃体下降至生理最低线以下位置的病症，主要是由于长期饮食失节或劳倦过度，使中气下降、胃气升降失常所致，病人感到腹胀、恶心、嗳气、胃痛，偶有便秘、腹泻，或交替性腹泻以及便秘。

刮痧穴位

督脉：百会（头顶中央，耳尖直上方处前对鼻尖）

脾经：大横（脐旁3寸，乳中线直下）

任脉：中脘（腹正中线上、脐上4寸）

气海（下腹部，脐下1寸）

膀胱经：胃俞（第12胸椎棘突下脊柱旁开1.2寸）

胃经：足三里（外侧膝眼下直下3寸，距胫骨前嵴1横指处）

刮痧顺序

第一步，用单角刮法刮拭头顶百会穴；

第二步，用面刮法刮拭腹部中脘穴、气海穴、大横穴，用同样方法刮拭脊背部胃俞穴；

第三步，用面刮法从上向下刮拭小腿正前方足三里穴、上巨虚穴。

辅助食疗

宜食：流质主食、豆腐、半熟鸡蛋。

忌食：辛辣、咖啡、可乐、花生、蚕豆。

取穴 刮痧

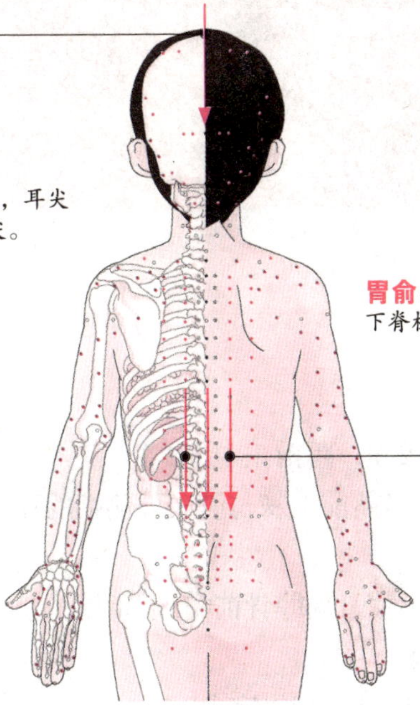

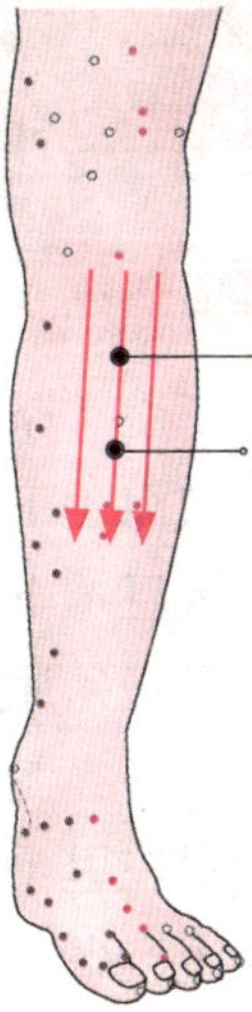

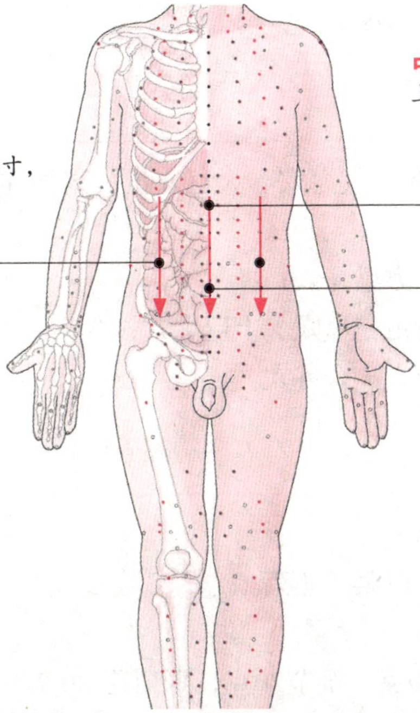

父母刮痧

时间	运板	次数
10～15分钟	单角刮法 面刮法	20～30次

LANWEIYAN

阑尾炎

阑尾炎可分为急性阑尾炎和慢性阑尾炎两种。急性阑尾炎的特点是疼痛转至右下腹，并伴有发热、恶心、呕吐等症状，严重时可发生穿孔，形成腹膜炎。慢性阑尾炎缺乏典型的症状表现，多是由于急性阑尾炎发作之后，因为管腔狭窄或闭合，周围粘连，使阑尾运动功能失常或压迫阑尾壁神经末梢等引起腹痛。

刮痧穴位

任脉：下脘（脐上2寸）

气海（下腹部，脐下1寸）

胃经：大巨（下腹部，当脐中下2寸，距前正中线2寸）

梁丘（屈膝，大腿前面，当髂前上棘与髌底外侧端的连线上，髌底上1.5寸）

足三里（外侧膝眼下直下3寸，局胫骨前嵴1横指处）

上巨虚（足三里穴下3寸）

大肠经：温溜（前臂背侧桡侧的中部、阳溪穴上3.5寸）

合谷（第一、二掌骨凹陷中)

膀胱经：大肠俞（腰部，第16椎下，旁开1.2寸）

刮痧顺序

第一步，用面刮法刮拭腹部下脘穴、气海穴、大巨穴位；用同样方法刮拭腰部大肠俞穴；

第二步，用面刮法刮拭腿部膝盖上方梁丘穴；

第三步，用面刮法刮拭小腿正前方足三里穴、上巨虚穴；

第四步，面刮法从上到下刮拭温溜穴、合谷穴。

辅助食疗

宜食：汤类食物，藕粉、牛奶、鸡蛋羹。

忌食：羊肉、芹菜、黄豆、火腿、白菜、韭菜。

芹菜瓜仁汤：芹菜30克，冬瓜仁20克，藕节20克，野菊花 30克。用水煎，每日分两次服。

取穴　刮痧

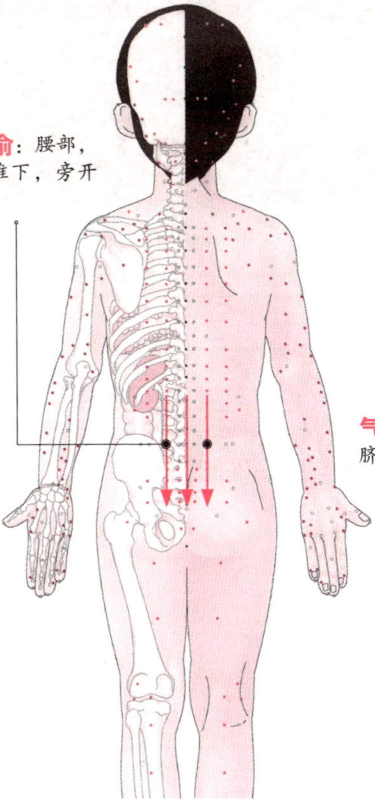

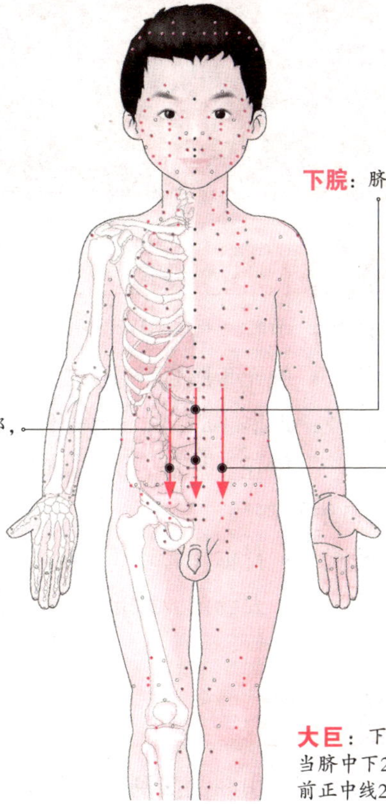

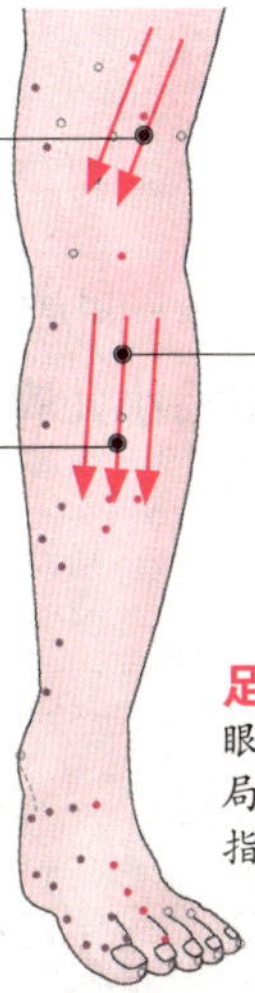

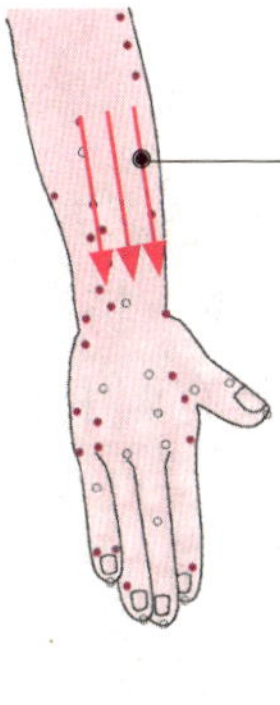

父母刮痧

时间	运板	次数
10～15分钟	面刮法	20～30次

FUTONG

腹痛

孩子出现腹痛的原因很多，涉及的病种范围广，内科、外科都可导致腹痛，多是由腹部组织和腹腔脏器器质性病变或功能紊乱所致。腹痛的症状主要表现为腹部疼痛，并伴有初期的烦躁不安、面容痛苦、倦怠，呼吸加快，严重者会出现发热、呕吐的现象。

刮痧穴位

任脉：中脘（腹正中线上、脐上4寸）

关元（腹部脐下2.5寸）

胃经：天枢（腹部，脐旁开2寸，腹直肌外缘）

梁丘（屈膝，大腿前面，当髂前上棘与髌底外侧端的连线上，髌底上1.5寸）

膀胱经：肾俞（腰部，第14椎，旁开1.2寸）

大肠俞（腰部，第16椎下，旁开1.2寸）

刮痧顺序

第一步，用面刮法刮拭腹部中脘穴、天枢穴、关元穴；

第二步，用面刮法从上到下刮拭肾俞穴至大肠俞穴；

第三步，用面刮法刮拭腿部梁丘穴。

辅助食疗

葱白粥：葱白5克、粳米50克。将粳米洗净后与葱白一同放入锅中，加适量清水煎煮成粥即可。本方具有调中和胃的作用，主治小儿腹痛。

取穴 刮痧

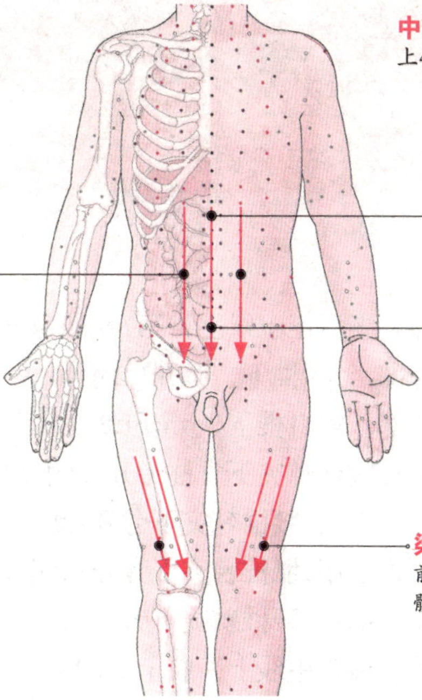

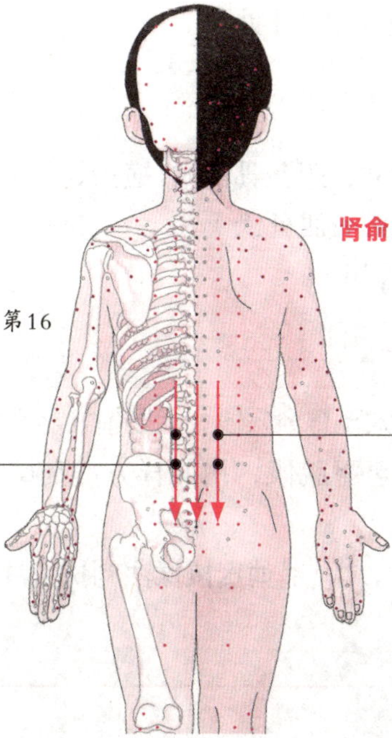

父母刮痧

时间	运板	次数
10～15分钟	面刮法	20～30次

FUZHANG

腹胀

腹胀是由胃肠道内积存了过量的气体所致，主要表现为腹胀和腹部气体滞留两种现象。当胃肠积气过多时，患者可感到腹部不适，表现为嗳气、腹胀、肠鸣亢进，有时会腹痛。

刮痧穴位

督脉：至阳（背部，当后正中线上，第7胸椎棘突下凹陷中）

膀胱经：肝俞（背部，第9椎下，旁开1.2寸）

脾俞（背部，第11椎下，旁开1.2寸）

胃俞（第12胸椎棘突下脊柱旁开1.2寸）

大肠俞（位于第4腰椎棘突下旁开1.2寸）

小肠俞（位于第1骶椎棘突下旁开1.2寸）

关元俞（腰部第5腰椎棘突下旁开1.2寸）

任脉：上脘（腹部，前正中线上，脐上3.5寸)

中脘（腹正中线上、脐上4寸）

建里（腹部，前正中线、中脘下1寸处）

下脘（脐上2寸）

气海（下腹部，脐下1寸）

胃经：足三里（外侧膝眼下直下3寸，距胫骨前嵴1横指处）

天枢（腹部，脐旁开2寸，腹直肌外缘）

肝经：太冲（足部，第一、二趾骨间）

刮痧顺序

第一步，用面刮法刮拭太阴经肝俞穴至胃俞穴段和大肠俞穴至小肠俞穴；

第二部，用面刮法刮拭腹部上脘至下脘段，用同样方法刮拭气海穴、天枢穴；

第三步，用平面按揉法刮拭足三里穴、用垂直按揉法刮拭太冲穴。

辅助食疗

宜食：流质食物、温水、鸡蛋羹。

忌食：花生、蚕豆、羊肉。

取穴 刮痧

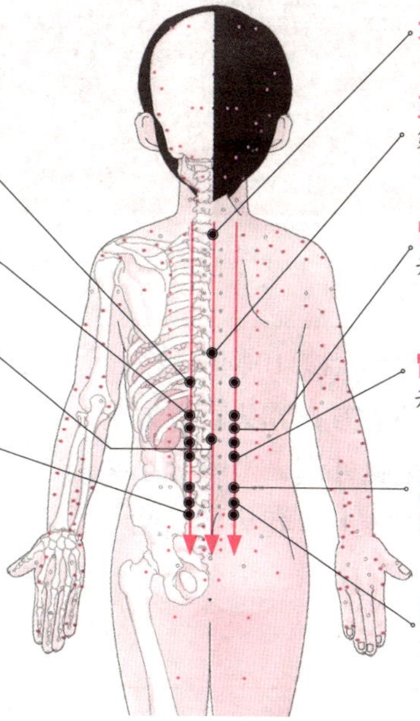

肝俞：背部，第9椎下，旁开1.2寸。

脾俞：背部，第11椎下，旁开1.2寸。

悬枢：位于第1腰椎棘突下凹陷中。

小肠俞：位于第1骶椎棘突下旁开1.2寸

大椎：位于第7颈椎棘突下。

至阳：背部，当后正中线上，第7胸椎棘突下凹陷中。

胃俞：第12胸椎棘突下脊柱旁开1.2寸。

肾俞：位于第2腰椎棘突下旁开1.2寸。

大肠俞：位于第4腰椎棘突下旁开1.2寸。

关元俞：腰部第5腰椎棘突下旁开1.2寸。

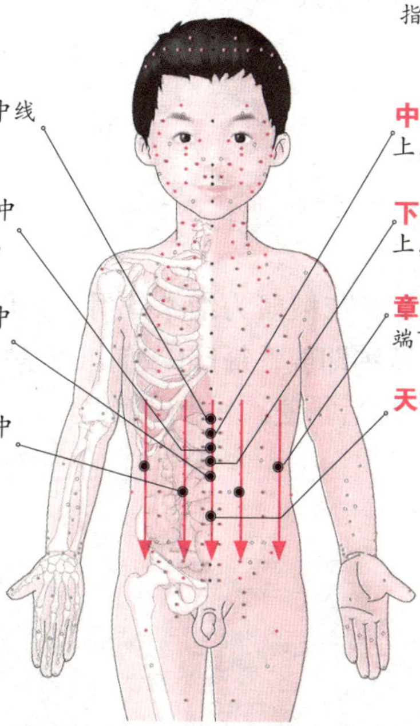

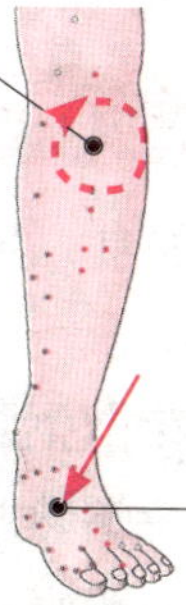

足三里：位于外侧膝眼直下3寸，距胫骨前嵴1横指处。

太冲：位于足踇趾与次趾的趾缝后约2寸处。

上脘：位于前正中线上，脐上5寸。

建里：位于前正中线，中脘下1寸处。

水分：位于前正中线，脐上1寸处。

气海：位于前正中线，脐下1.5寸处。

中脘：位于前正中线上，脐上4寸。

下脘：位于前正中线上，脐上2寸。

章门：位于11游离肋端下缘处。

天枢：位于脐旁2寸。

父母刮痧

时间	运板	次数
10～15分钟	面刮法 平面按揉法 垂直按揉法	20～30次

CHANGDAOHUICHONGBING

肠道蛔虫病

蛔虫病是儿童当中一种常见的肠道寄生虫病，发病率很高，主要是由于患儿沾染了带有蛔虫卵的不洁食物、水等，与卫生状况的关系极为密切。蛔虫在肠道内生长繁殖，甚至有可能聚结成团，阻塞肠道，甚至穿肠入胆，使得右上腹疼痛、呕吐、黄疸，形成胆道蛔虫病。

刮痧穴位

膀胱经：胆俞（背部,当第10胸椎棘突下，左右2指宽处）

胆经：日月（腹部上方，乳头直下方）

阳陵泉（小腿外侧，当腓骨小头前下方凹陷处）

肝经：期门（乳中线上，乳头下二肋）

刮痧顺序

第一步，用面刮法刮拭脊背部胆俞穴；

第二步，用面刮法刮拭腹部日月穴、期门穴；

第三步，用面刮法刮拭小腿外侧阳陵泉穴。

辅助食疗

忌食：生冷食品、未熟食品。

花椒粥：花椒5~10克，大米30克。花椒研为细末备用。先取大米煮粥，待粥熟时，调入花椒粉，再煮一两沸即成，每日1~2剂。可杀虫止痛，小儿一般服药后15~20分钟腹痛停止，随后排便，并排出蛔虫。

取穴　刮痧

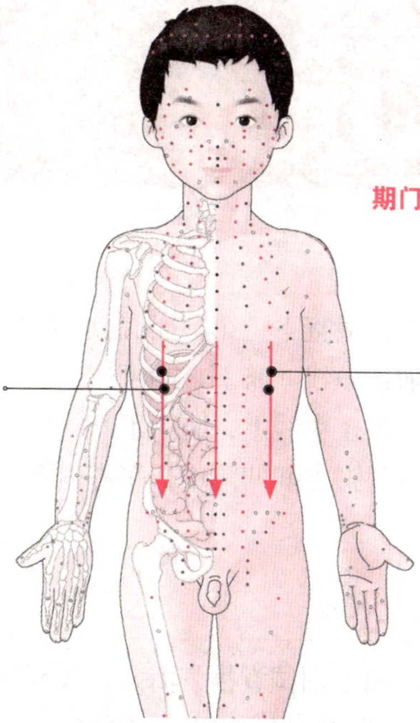

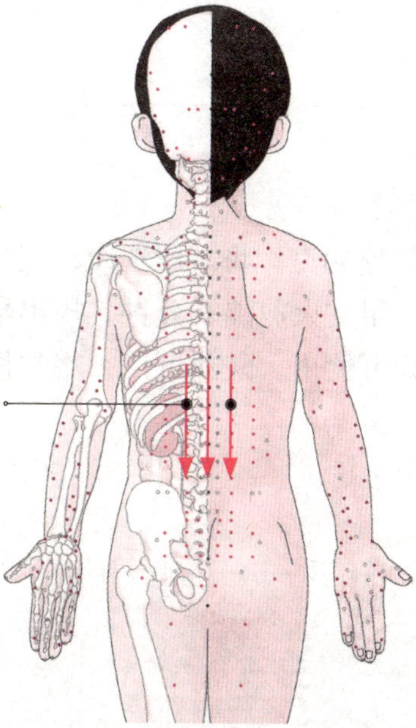

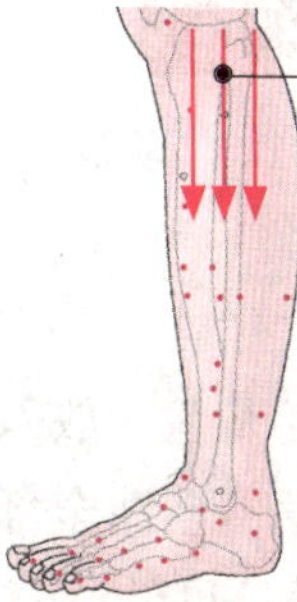

父母刮痧

时间	运板	次数
10～15分钟	面刮法	20～30次

XIAOERENI

小儿呃逆

小儿呃逆是以气逆上冲，喉间呃声连连，声短而频，人的意识不能控制。此症有持续发作或偶尔发作，现代医学称之为“膈肌痉挛”，认为是有某种刺激引起膈神经过度兴奋所致。小儿呃逆常常是由饮食不当引起胃中的连锁反应造成的。

刮痧穴位

经外：日月（腹部，当乳头直下，第7肋间前正中线旁开4寸）

膀胱经：气海（位于前正中线，脐下1.5寸处）

　　　　关元（下腹部前正中线上，脐中下2.5寸）

肾经：太溪（足内踝与跟腱之间凹陷中，平齐内踝尖）

刮痧顺序

第一步，用面刮法由上向下刮拭脊椎气海穴、关元穴和前胸日月穴；

第二步，用平面按揉法刮拭与踝尖平齐的太溪穴。

辅助食疗

忌食：冷饮、辛辣、酸性食物。

雪梨汤：雪梨一个(约150克)，红糖50克。将雪梨洗净，连皮切碎，去核、子。锅置火上，放入清水、梨，用文火煎沸30分钟，捞出梨块不用，加入红糖稍煮，至糖全部溶化时，即可饮用。酸甜可口，略黏稠不涩，可每晚饮用，数日见效。

取穴　刮痧

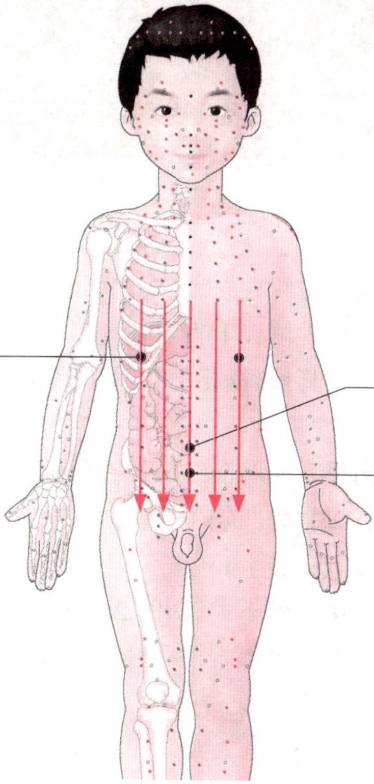

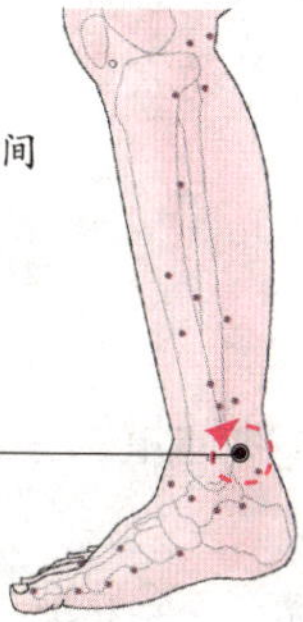

父母刮痧

时间	运板	次数
10～15分钟	面刮法 平面按揉法	20～30次

KOUCHUANG

口疮

口疮是一种常见的小儿口腔疾病，是由于脾胃积热，或心火上炎而致，亦有由虚火上浮而发者，主要症状为患儿口腔黏膜出现淡黄色或者灰白色小溃疡，且伴有发热、流涎、拒食、烦躁和口痛等症状，2~4岁儿童易受感染。

刮痧穴位

胃经：颊车（下颌角前上方约1横指，按之凹陷处）

地仓（面部，口角外侧，上直对瞳孔）

下关（头部侧面，耳前1横指，颧弓下陷处，张口时隆起，闭口取穴）

大肠经：曲池（手心向里，屈肘横纹头，在外辅骨内陷中）

合谷（第一、二掌骨凹陷中）

任脉：中脘（腹正中线上，脐上4寸）

膀胱经：脾俞（背部，第11椎下，旁开1.2寸）

胃俞（第12胸椎棘突下脊柱旁开1.2寸）

刮痧顺序

第一步，用平面按揉法刮拭脸部下颌地仓穴，并从地仓穴刮到下关穴、颊车穴一带；

第二步，用面刮法刮拭胸部中脘穴；

第三步，在小手臂阳面用面刮法刮拭曲池穴，用平面按揉法刮拭合谷穴；

第四步，用面刮法刮拭脊背部脾俞穴、胃俞穴。

辅助食疗

竹叶饮：鲜竹叶一把，洗净，入水加冰糖适量，煮沸片刻，代茶饮。

番茄汁：番茄数个，洗净，用沸水浸泡，剥皮去子，用洗净的纱布包绞汁液，含漱，每日数次。

取穴 刮痧

下关：头部侧面，耳前1横指，颧弓下陷处，张口时隆起，闭口取穴。

地仓：面部，口角外侧，上直对瞳孔。

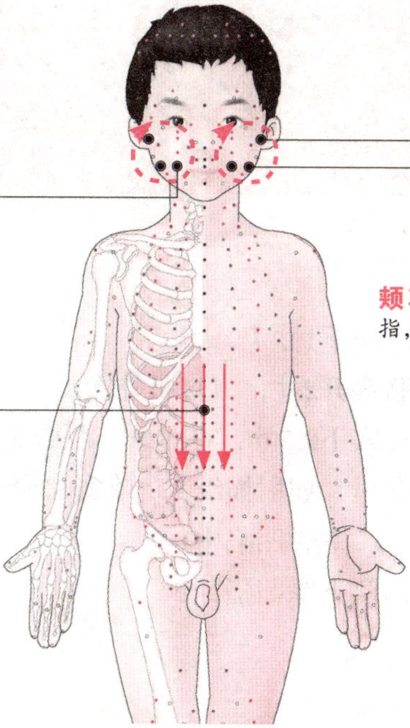

颊车：下颌角前上方约1横指，按之凹陷处。

中脘：腹正中线上，脐上4寸。

脾俞：背部，第11椎下，旁开1.2寸。

曲池：手心向里，屈肘横纹头，在外辅骨内陷中。

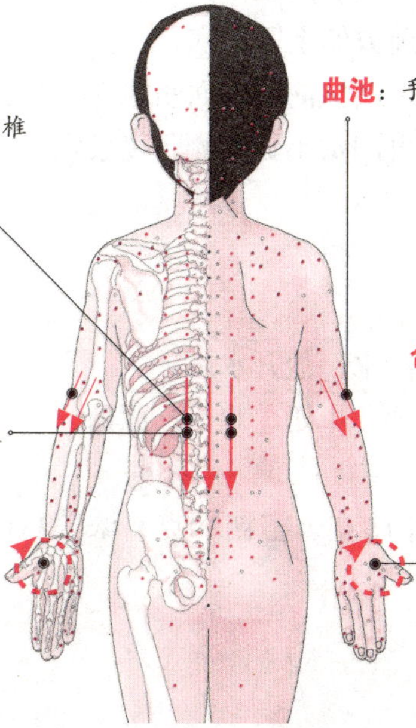

合谷：第一、二掌骨凹陷中。

胃俞：第12胸椎棘突下脊柱旁开1.2寸。

父母刮痧

时间	运板	次数
10～15分钟	面刮法 平面按揉法	20～30次

LIJI

痢疾

痢疾多是由于患儿饮食不洁、病从口入，肠胃因着凉、疲劳、饥饿等病症而引发的一种肠道性传染病，一般发于夏秋两季，主要表现为突然发热、腹痛腹泻、里急后重、脓血黏液大便，对10岁以下的小孩危害尤为大。

刮痧穴位

任脉：气海（下腹部，脐下1寸）

胃经：天枢（腹部，脐旁开2寸，腹直肌外缘）

上巨虚（足三里穴下2.5寸，在腓骨、胫骨之间）

大肠经：曲池（手心向里，屈肘横纹头，在外辅骨内陷中）

合谷（第一、二掌骨凹陷中)

脾经：阴陵泉（胫骨内侧下缘凹陷处）

刮痧顺序

第一步，用面刮法刮拭腹部气海穴、天枢穴；

第二步，用面刮法刮拭小腿正前方的上巨虚穴；

第三步，若患儿伴有发热症状可刮拭前臂阳面曲池穴、合谷穴；

第四步，若患儿伴有湿重症状可刮拭小腿内侧阴陵泉穴。

辅助食疗

宜食：米汤、藕粉、菜汤、果汁水、盐开水。

忌食：油腻、荤腥、生冷、干硬、牛奶、鸡蛋、蔗糖。

萝卜姜汁：萝卜汁60克、姜汁15克、蜜糖30克、浓茶1杯，和匀蒸熟服，每日2次。

取穴 刮痧

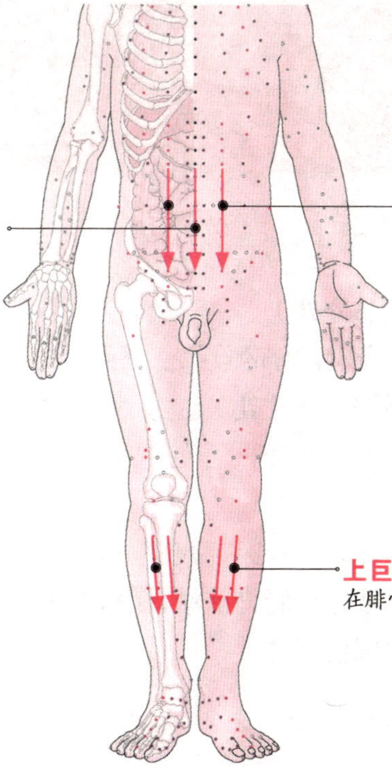

天枢：腹部，脐旁开2寸，腹直肌外缘。

气海：下腹部，脐下1寸。

上巨虚：足三里穴下2.5寸，在腓骨、胫骨之间。

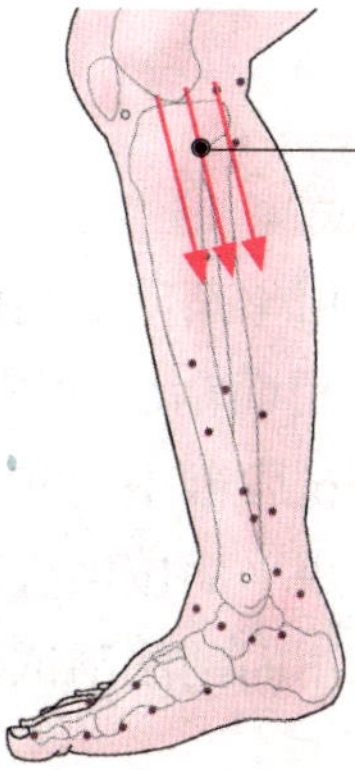

阴陵泉：胫骨内侧下缘凹陷处。

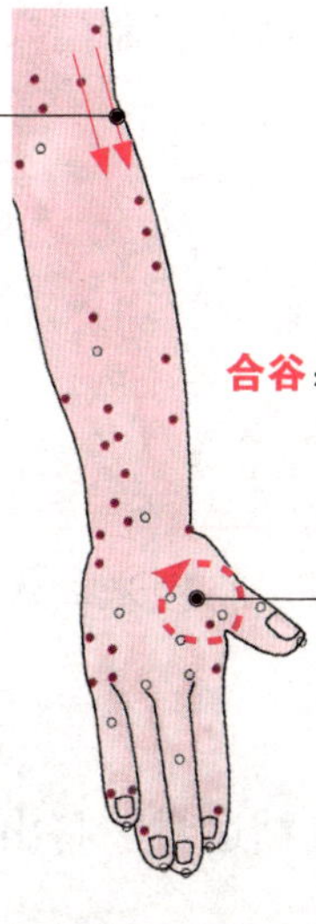

曲池：手心向里，屈肘横纹头，在外辅骨内陷中。

合谷：第一、二掌骨凹陷中。

父母刮痧

时间	运板	次数
10～15分钟	面刮法 平面按揉法	20～30次

SHIYUBUZHEN

食欲不振

食欲不振就是指孩子没有吃东西的欲望。一般而言，脾胃功能的失调会影响食欲的变化，主要表现为进食后反胃作闷、消化不良、容易腹泻、溏便。若要改善这种情况，要从健脾开胃入手，帮助孩子进食。

刮痧穴位

督脉：哑门（项部，后发际正中上5分处）

身柱（胸部，第3椎下）、命门(腰部骶后之下际)

膀胱经：天柱（项部，哑门穴向外旁开1寸处）

膈俞（背部第7胸椎棘突下，旁开1.2寸处）

肾俞（腰部，第14椎，旁开1.2寸）

任脉：中脘（腹正中线上、脐上4寸）、神阙（腹部与脐同高中央）

胃经：足三里（外侧膝眼下直下3寸，距胫骨前嵴1横指处）

脾经：公孙（足部第1跖骨基底内侧前下方）

刮痧顺序

第一步，用单角刮法刮拭后项部哑门穴、天柱穴；

第二步，用面刮法刮拭脊椎的身柱穴、膈俞穴、命门穴、肾俞穴，用同样的方法刮拭腹部中脘穴、神阙穴；

第三步，用平面按揉法刮拭小腿正前方足三里穴；

第四步，用面刮法刮拭足内侧的公孙穴。

辅助食疗

大枣粥：大枣10颗，粳米50克，冰糖适量。将粳米、大枣一同熬粥，熬好后加入冰糖即可。

山楂麦芽饮：山楂10克，炒麦芽10克，红糖适量。将山楂、麦芽熬汁100毫升，加上红糖可作为饮料让小儿喝。

取穴 刮痧

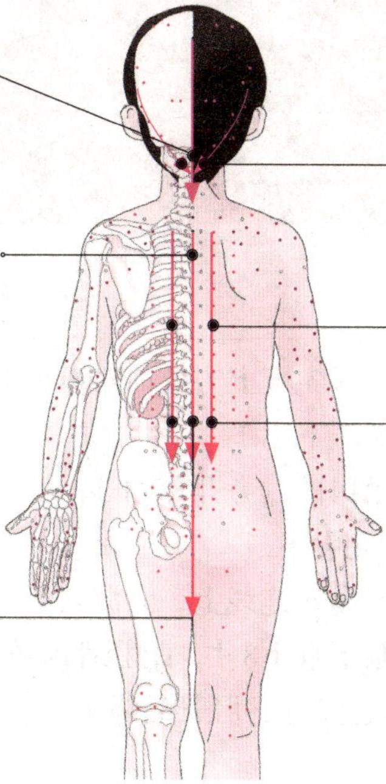

哑门：项部，后发际正中上5分处。

天柱：项部，哑门穴向外旁开1寸处。

身柱：胸部，第3椎下。

膈俞：背部第7胸椎棘突下，旁开1.2寸处。

肾俞：腰部，第14椎，旁开1.2寸。

命门：腰部骶后之下际。

足三里：外侧膝眼下直下3寸，距胫骨前嵴1横指处。

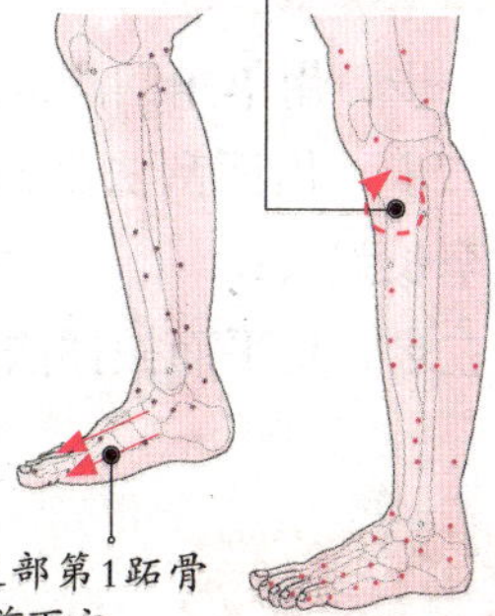

公孙：足部第1跖骨基底内侧前下方。

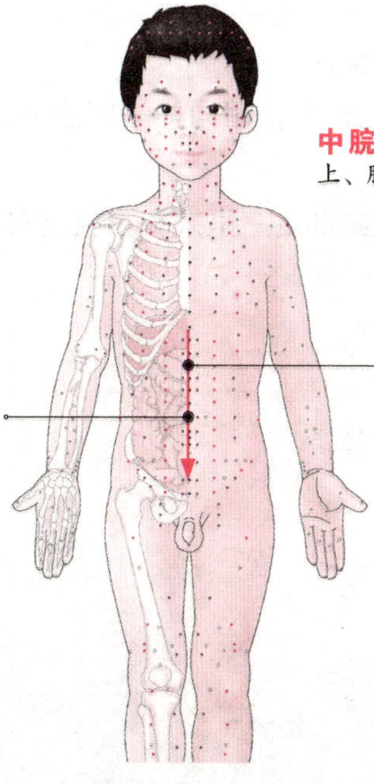

中脘：腹正中线上、脐上4寸。

神阙：腹部与脐同高中央。

父母刮痧

时间	运板	次数
10～15分钟	单角刮法 面刮法 平面按揉法	20～30次

ZHICHUANG

痔疮

痔疮是指人体直肠末端黏膜下和肛管皮肤下静脉丛发生扩张和迂曲所形成的柔软静脉团。痔疮是一种常见病和多发病，在儿童时期的发病率也很高，且复发率高，不易治愈。痔疮主要包括内痔、外痔、混合痔。

刮痧穴位

督脉：百会（头顶中央，耳尖直上方处前对鼻尖）
长强（腰部骶骨尖端下际）
膀胱经：肾俞（腰部，第14椎，旁开1.2寸）
次髎（第2骶后孔中）
肺经：孔最（太渊穴与尺泽穴连线上，太渊穴上7寸处）
胃经：足三里（外侧膝眼下直下3寸，距胫骨前嵴1横指处）
足阴经：三阴交（内踝尖上3寸，胫骨后缘）

刮痧顺序

第一步，用单角刮法刮拭头顶部的百会穴；

第二步，用面刮法刮拭手臂内侧的孔最穴，用同样的方法刮拭脊椎处肾俞穴至长强穴；

第三步，用平面按揉法或面刮法刮拭腿部足三里穴和三阴交穴。

辅助食疗

宜食：蔬菜、水果、赤小豆、槐花、蜂蜜。

忌食：辛辣、油腻。

取穴 刮痧

百会：头顶中央，耳尖直上方处前对鼻尖。

肾俞：腰部，第14椎，旁开1.2寸。

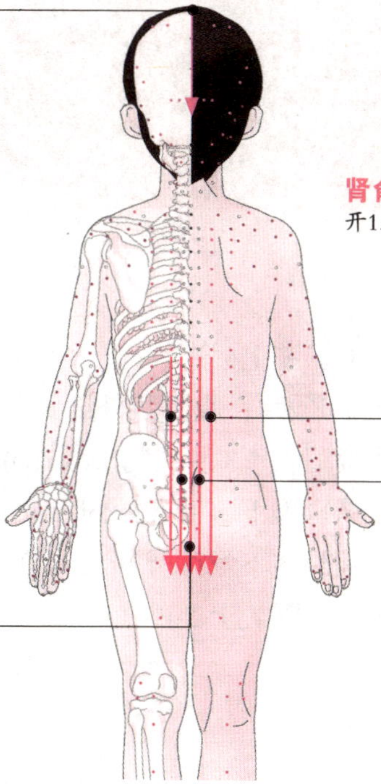

次髎：第2骶后孔中。

长强：腰部骶骨尖端下际。

孔最：太渊穴与尺泽穴连线上，太渊穴上7寸处。

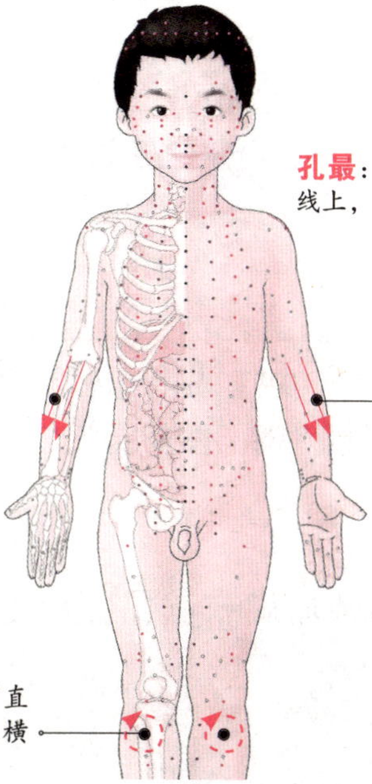

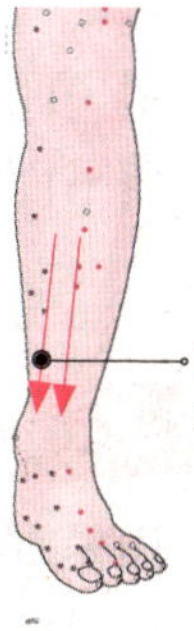

三阴交：内踝尖上3寸，胫骨后缘。

足三里：外侧膝眼下直下3寸，距胫骨前嵴1横指处。

父母刮痧

时间	运板	次数
10～15分钟	单角刮法 面刮法 平面按揉法	20～30次

XIAOHUABULIANG

消化不良

消化不良是由非感染性及饮食因素引起的胃肠疾患，主要表现为大便每日5～6次，呈蛋花样或水样，黄色或黄绿色，有白色小块，大便酸臭，不思乳食，腹满胀痛，会有低热、溢奶等现象发生。

刮痧穴位

任脉：中脘（腹正中线上、脐上4寸）

胃经：天枢（腹部，脐旁开2寸，腹直肌外缘）

足三里（外侧膝眼下直下3寸，距胫骨前嵴1横指处）

膀胱经：脾俞（背部，第11椎下，旁开1.2寸）

胃俞（第12胸椎棘突下脊柱旁开1.2寸）

足阴经：三阴交（下肢，内踝尖上2寸）

刮痧顺序

第一步，用面刮法刮拭腹部中脘穴、天枢穴，用同样方法刮拭脊背部脾俞穴、胃俞穴；

第二步，用平面按揉法或面刮法刮拭小腿正前方足三里穴；

第三步，用平面按揉法或面刮法刮拭小腿内侧三阴交穴。

辅助食疗

山楂粥：山楂20克、粳米100克、白糖10克。先将山楂入砂锅煎煮，取浓汁去渣，然后加入粳米、白糖、水适量煮粥。佐食或当点心食用，不宜空腹食，7天为一疗程。

红萝卜煎水：红萝卜水煎，加红糖或加茶叶同煎，治婴儿单纯性消化不良。

取穴 刮痧

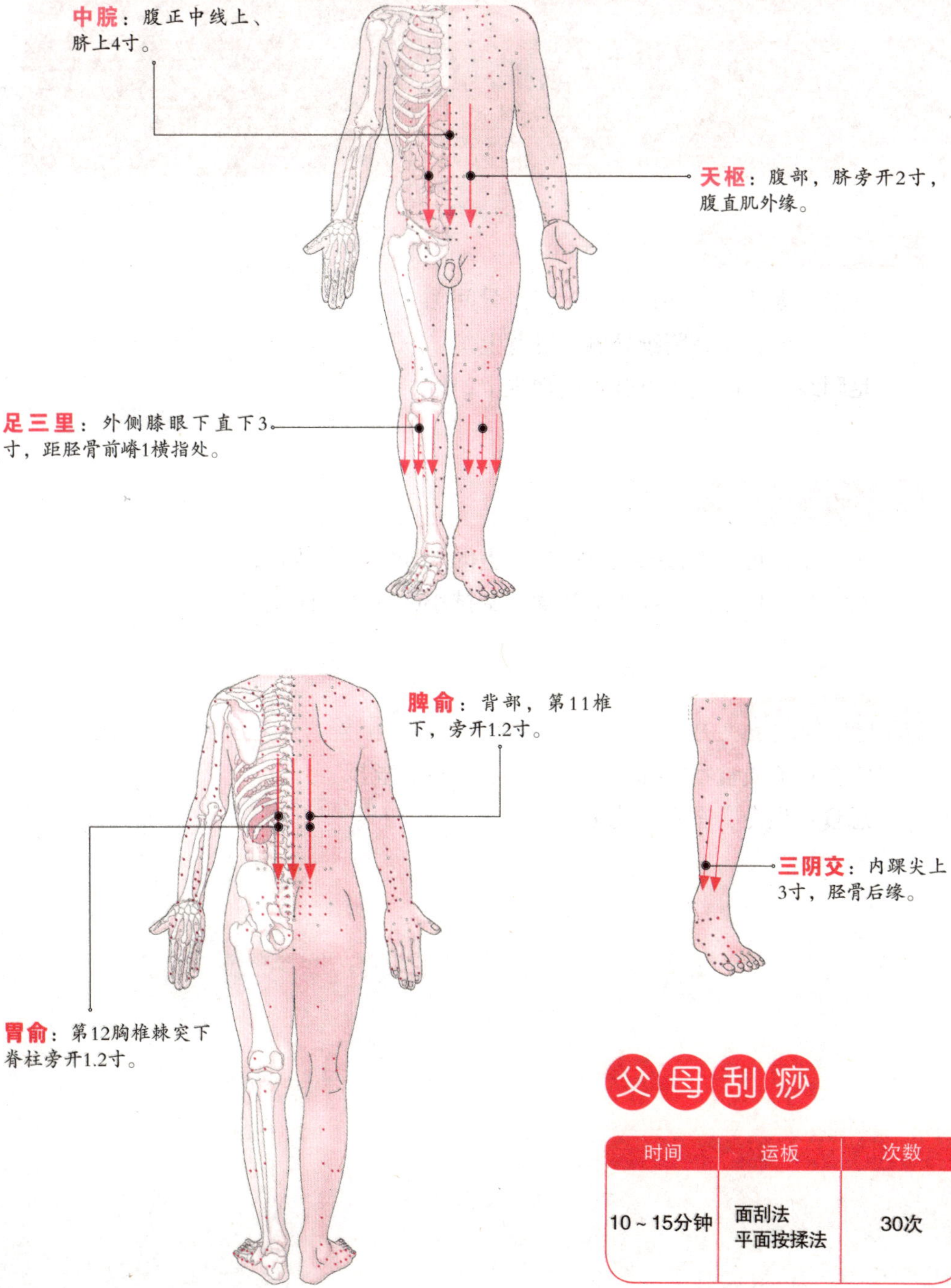

父母刮痧

时间	运板	次数
10～15分钟	面刮法 平面按揉法	30次

XIAOERSHANQI

小儿疝气

小儿疝气多发生于腹股沟处，又称“小肠气”，主要症状为腹股沟处有肿块，由腹腔内的器官脱出到疝气袋所形成，脱出的器官以小肠居多。

刮痧穴位

肝经：太冲（足部，第一、二趾骨间）

大敦（足踇趾外侧，趾背上）

足阴经：三阴交（下肢，内踝尖上2寸）

刮痧顺序

第一步，用垂直按揉法刮拭足背上的太冲穴和大敦穴；

第二步，用面刮法或平面按揉法刮拭小腿内侧三阴交穴。

辅助食疗

宜食：流质食物、茄子、无花果、刀豆、丝瓜。

忌食：生冷、蚕豆、花生。

取穴 刮痧

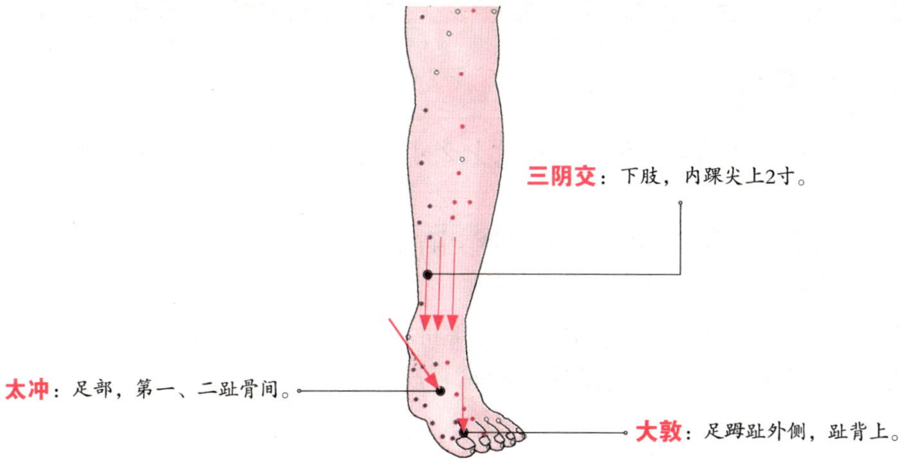

父母刮痧

时间	运板	次数
10～15分钟	面刮法 垂直按揉法	20～30次

XIAOEROUTU

小儿呕吐

小儿呕吐的发病率较高，婴幼儿和儿童均能发病，主要表现为婴幼儿吐乳、普通呕吐以及喷射性呕吐。小儿呕吐的发病原因非常复杂，咽喉、肠道、心脏系统受到阻塞、感染或者服药不慎都可能引发呕吐。轻者在呕吐后一般可自愈，但严重呕吐者将造成身体脾胃虚损，气血不足等后果。

刮痧穴位

心包经：内关（前臂掌侧，腕横纹上 2 寸，掌长肌腱与桡侧腕屈肌腱之间）

任脉：天突（颈部，结喉下、胸骨柄上陷中）

中脘（腹正中线上，脐上4寸）

胃经：足三里（外侧膝眼下直下3寸，距胫骨前嵴1横指处）

脾经：公孙（足部第1跖骨基底内侧前下方）

刮痧顺序

第一步，用角刮法刮拭前颈下窝的天突穴；

第二步，用面刮法刮拭腹部的中脘穴，用同样方法从上到下刮拭前手臂阴面内关穴；

第三步，用平面按揉法刮拭小腿正前方的足三里穴，用同样方法刮拭足内侧的公孙穴。

辅助食疗

忌食：油腻、生冷、油炸食品。

姜糖水：生姜、醋、红糖各适量。将生姜洗净切片，用醋浸腌24小时，同时取3片姜，加红糖适量，以沸水冲泡片刻，待茶饮。

取穴　刮痧

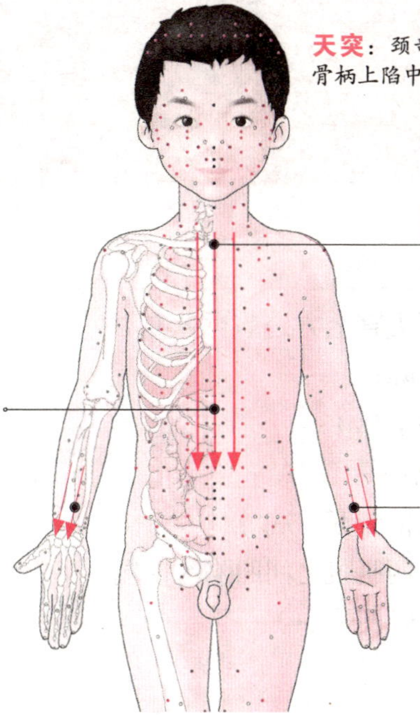

天突：颈部，结喉下、胸骨柄上陷中。

中脘：腹正中线上，脐上4寸。

内关：前臂掌侧，腕横纹上2寸，掌长肌腱与桡侧腕屈肌腱之间。

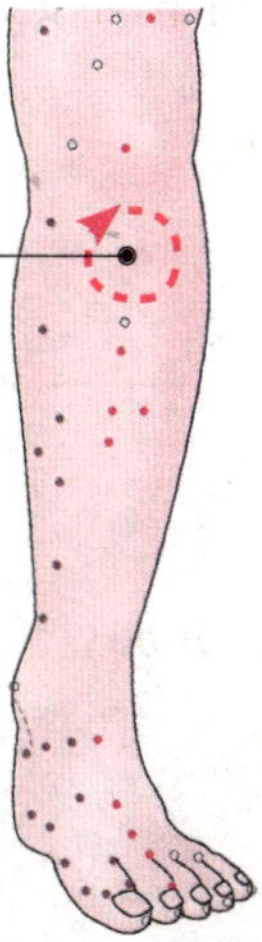

足三里：外侧膝眼下直下3寸，距胫骨前嵴1横指处。

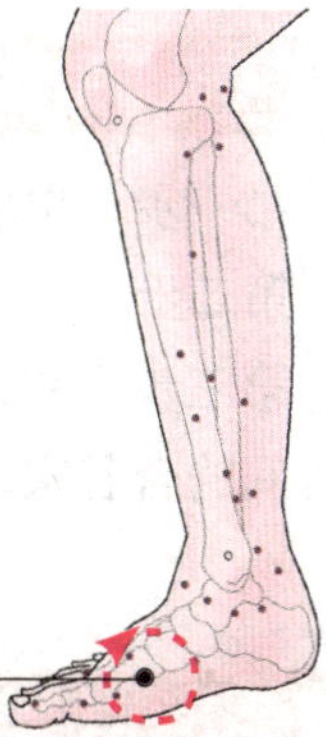

公孙：足部第1跖骨基底内侧前下方。

父母刮痧

时间	运板	次数
10～15分钟	角刮法 面刮法 平面按揉法	20～30次

TUOGANG

脱肛

脱肛是指肛管、直肠外翻而脱垂于肛门外，又称“肛门直肠脱垂”，一般发生在1～3岁的儿童身上。若是病情不严重，可用手轻轻复位，若是发病为腹泻、便秘、百日咳、营养不良者，需积极治疗原发病，原发病治愈后，脱肛现象自然治愈。

刮痧穴位

督脉：百会（头顶中央，耳尖直上方处前对鼻尖）
命门（腰部骶后之下际)
长强（腰部骶骨尖端下际）

膀胱经：次髎（第2骶后孔中）
秩边（腰部，第21椎旁开2.5寸）
承山（小腿腓肠肌两肌腹之间凹陷的顶端）

大肠经：合谷（第一、二掌骨凹陷中）

刮痧顺序

第一步，用单角刮法刮拭头顶部百会穴；

第二步，用面刮法刮拭腰、骶部的命门穴、次髎穴、秩边穴、长强穴；

第三步，用面刮法刮拭小腿后侧承山穴，用平面按揉法刮拭第一、二掌骨间的合谷穴。

辅助食疗

忌食：辛辣、生冷、油腻。

米粥：大米、小米各60克，加水煮至半熟，并加豆浆500克，搅拌煮熟可食用。

取穴 刮痧

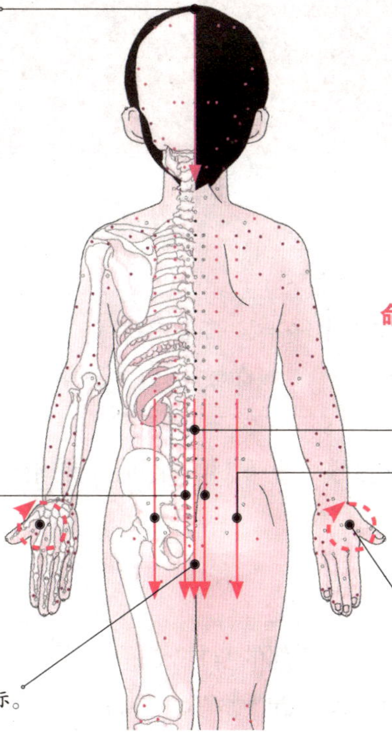

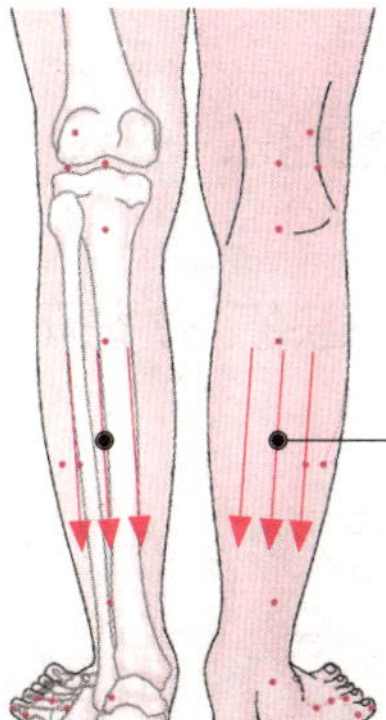

父母刮痧

时间	运板	次数
10～15分钟	面刮法 单角刮法 平面按揉法	20～30次

XIAOERTURU

小儿吐乳

新生儿偶然吐乳，若吐量不多，为正常现象，家长不必担心。但如果患儿呕吐不止，且喂乳即吐，则为病态，主要是由于患儿在胎内寒热偏盛，或产时外伤所致。

刮痧穴位

督脉：身柱（胸部，第3椎下）

任脉：上脘(腹部，前正中线上，脐上3.5寸)

心包经：内关（前臂掌侧，腕横纹上2寸，掌长肌腱与桡侧腕屈肌腱之间）

胃经：足三里（外侧膝眼下直下3寸，距胫骨前嵴1横指处）

刮痧顺序

第一步，用面刮法刮拭脊背部的身柱穴；

第二步，用面刮法刮拭腹部的上脘穴；

第三步，用面刮法刮拭患儿手臂阴面的内关穴；

第四步，用平面按揉法刮拭小腿正前方的足三里穴。

辅助食疗

1. 老生姜一节、丁香1粒。用法：生姜挖1孔，放入丁香，用细火煎服。

2. 老生姜36克、陈米适量。用法：将老生姜煨熟去皮研烂，同陈米共煮粥，缓缓与服。

取穴 刮痧

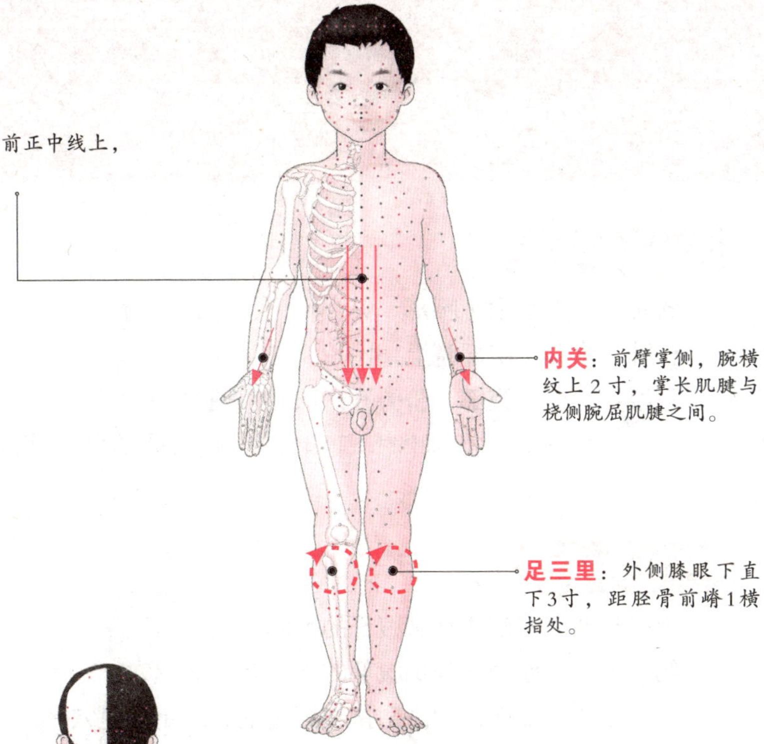

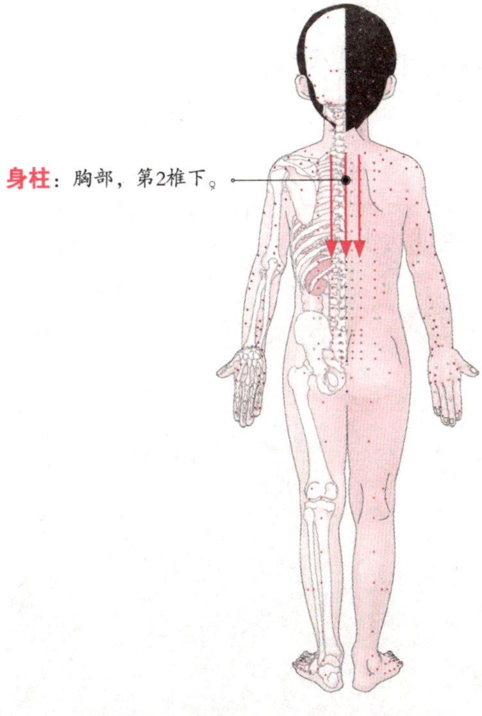

父母刮痧

时间	运板	次数
10~15分钟	面刮法 平面按揉法	20~30次

SHUIXIE

水泄

水泄的症状与腹泻症状相似，泻下如稀水，似水下注。《杂病源流犀烛·泄泻源流》：“水泄，肠鸣如雷，一泄如注，皆是水。”患儿主要是吃了生冷刺激难以消化的食物，主要症状是大便次数增多，且呈蛋花样，水分多，有腥臭味。

刮痧穴位

膀胱经：大肠俞（腰部，第16椎下，旁开1.2寸）

任脉：水分（腹部脐上1寸）

胃经：天枢（腹部，脐旁开2寸，腹直肌外缘）

足三里（外侧膝眼下直下3寸，距胫骨前嵴1横指处）

刮痧顺序

第一步，用面刮法刮拭腹部的大肠俞穴；

第二步，用面刮法刮拭腹部的水分穴、天枢穴；

第三步，用平面按揉法刮拭小腿正前方的足三里穴。

辅助食疗

宜食：白稀饭、果汁、9%左右浓度的生理盐水。

忌食：牛奶、油腻。

取穴　刮痧

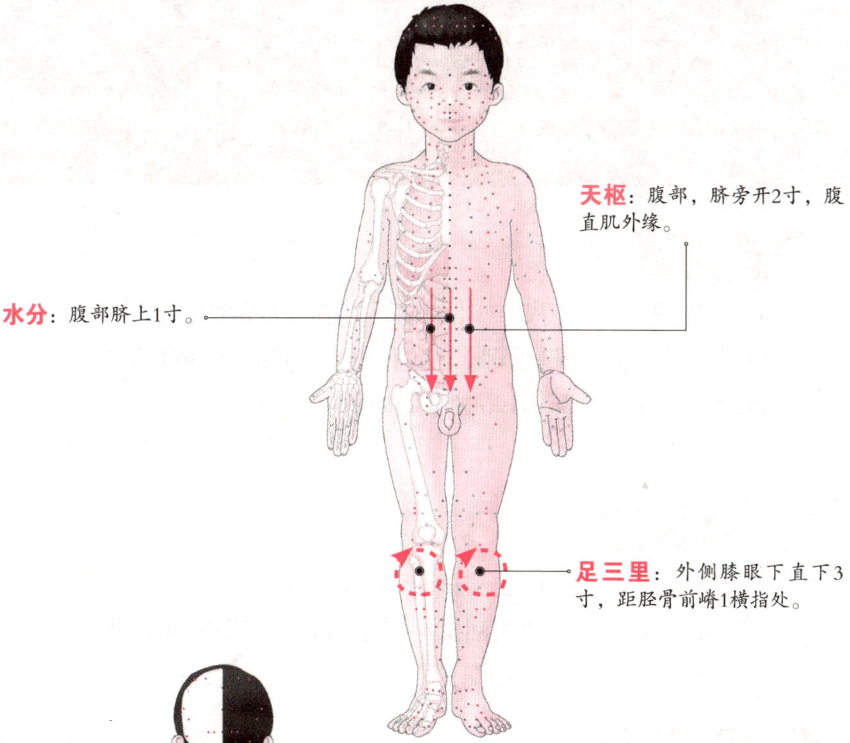

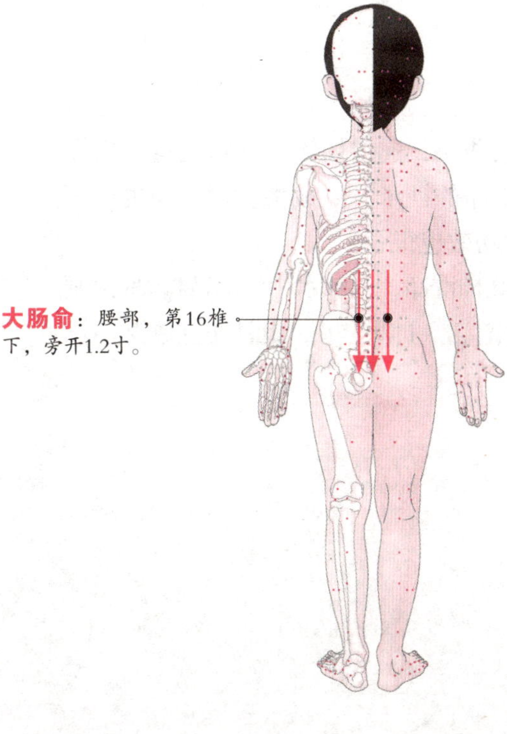

父母刮痧

时间	运板	次数
10～15分钟	面刮法 平面按揉法	20～30次

XIAOERYANSHIZHENG

小儿厌食症

小儿厌食主要是因为饮食不当、家长喂养不当，让孩子养成了偏食的坏习惯，损伤了脾胃，或者食物过于油腻，使得小儿消化不了、积滞内停，郁久化热导致湿热内蕴或大病之后脾胃气虚、脾虚失运，胃不思纳。孩子的症状主要表现为食欲不振而不欲纳食。

刮痧穴位

心包经：四缝（两手2～5指的掌面，指间关节横纹之中点处，每侧4穴）

胃经：足三里（外侧膝眼下直下3寸，距胫骨前嵴1横指处）

胃经：公孙（足部第1跖骨基底内侧前下方）

刮痧顺序

第一步，用垂直按揉法刮拭双手的四缝穴；

第二步，用平面按揉法刮拭小腿阳面的足三里穴和足背上的公孙穴。

辅助食疗

梨汁：鲜梨3个、粳米100克，将梨洗净，连皮切碎，加水适量，用文火煎煮30分钟，捞出梨块，加入淘洗干净的粳米，煮成粥食用。梨也可不去核，但要去子，因为梨核营养和治疗功效也很强。

西红柿汁：西红柿数个。将新鲜西红柿洗净，入沸水中泡5分钟，取出剥去皮，包在干净的纱布内用力绞挤，滤出汁液，即可食用。此汁不宜放糖。

取穴 刮痧

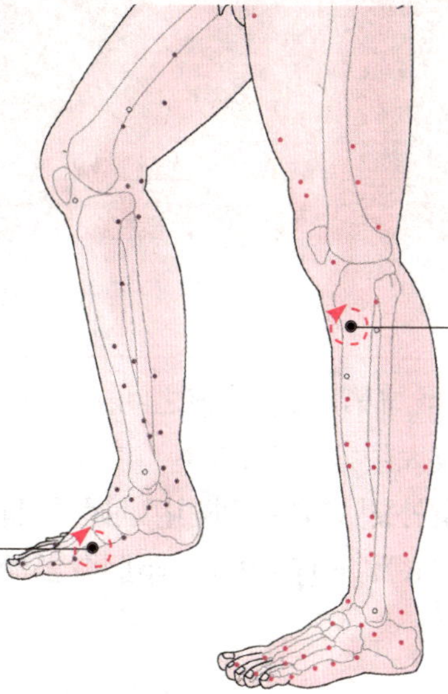

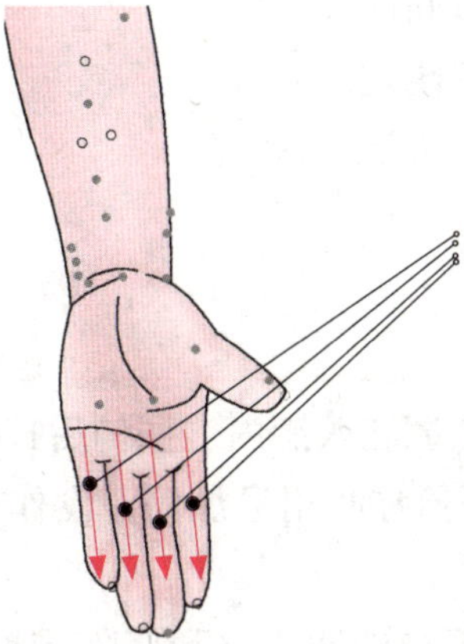

父母刮痧

时间	运板	次数
10～20分钟	平面按揉法 垂直按揉法	20～30次

YINGYOUERNUEJI

婴幼儿疟疾

疟原虫寄生于人体所引起的传染病。现代西医中常采用的治疗疟疾的抗疟原虫药物，如氯喹、奎宁、青蒿素等。在中医理论中，疟疾由感受疟邪，邪正交争所致，有时是以寒战壮热，头痛，汗出，休克为特征的传染性疾病，多发于夏秋季。中医刮痧疗法中也有治疗疟疾的特效穴位，父母可以运用此种方法用于疟疾的治疗。

刮痧穴位

督脉：大椎（第7颈椎与第1胸椎棘突之间）

心包经：间使（上肢大陵穴直上2.5寸）

小肠经：后溪（小指外侧，本节后陷中，握拳可得）

胃经：足三里（外侧膝眼下直下3寸，距胫骨前嵴1横指处）

刮痧顺序

第一步，用面刮法刮拭大椎穴，按压力度较大，速度缓慢。

第二步，用疏理经气法从上而下刮拭间使穴；

第三步，用面刮法刮拭手小指外侧后溪穴；

第四步，用平面按揉法刮拭小腿正前方足三里穴。

辅助食疗

1. 鸡蛋1个，白酒20毫升。取鸡蛋清调和入酒内，调匀后1次口服完。每周1次，连服2~3次有预防作用。用于治疗时用量加倍，发作前1~2小时顿服。

2. 新鲜鸡蛋3个，陈醋120克。将蛋打破调匀，和好陈醋置砂锅内煎开，待稍冷顿服。

注意：疟疾主要是通过蚊虫传播，父母要切断传播途径，就要给孩子做好防护工作，春、夏天晚上睡觉要用蚊帐，到户外游玩时要使用防蚊设备。

取穴 刮痧

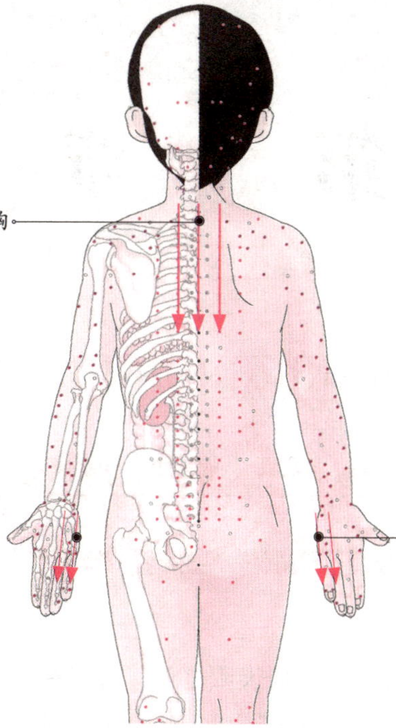

大椎：第7颈椎与第1胸椎棘突之间。

后溪：小指外侧，本节后陷中，握拳可得。

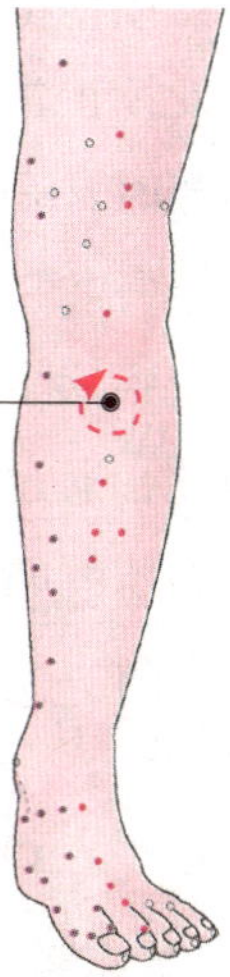

足三里：外侧膝眼下直下3寸，距胫骨前嵴1横指处。

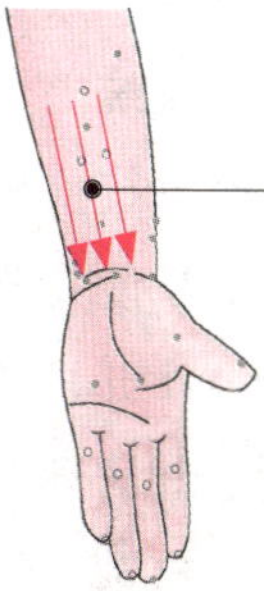

间使：上肢大陵穴直上2.5寸。

父母刮痧

时间	运板	次数
10～15分钟	面刮法 疏理经气法 平面按揉法	20～30次

第5章

神经系统疾病

脑为元神之府，居天阳之位，统摄一身功能，脑髓系统疾病有其特殊性。但人体是个有机整体，脏腑系统在神经系统正常指挥调节下各司其职，使人体气息升降出入有条不紊，气血津液生化循环不息，为人体各系统提供物质基础，神经系统发挥正常功能，故神经系统疾病常常通过脏腑系统功能时常表现于外，五脏功能失调亦可导致神经系统功能失常。

小儿日常生活中常见的神经系统疾病多是由于饮食、起居环境的变化而引起的，因此，通过刮痧的方式，有利于舒缓孩子的情绪，抚慰孩子的心情，对神经系统疾病起到很好的治疗和弱化作用。

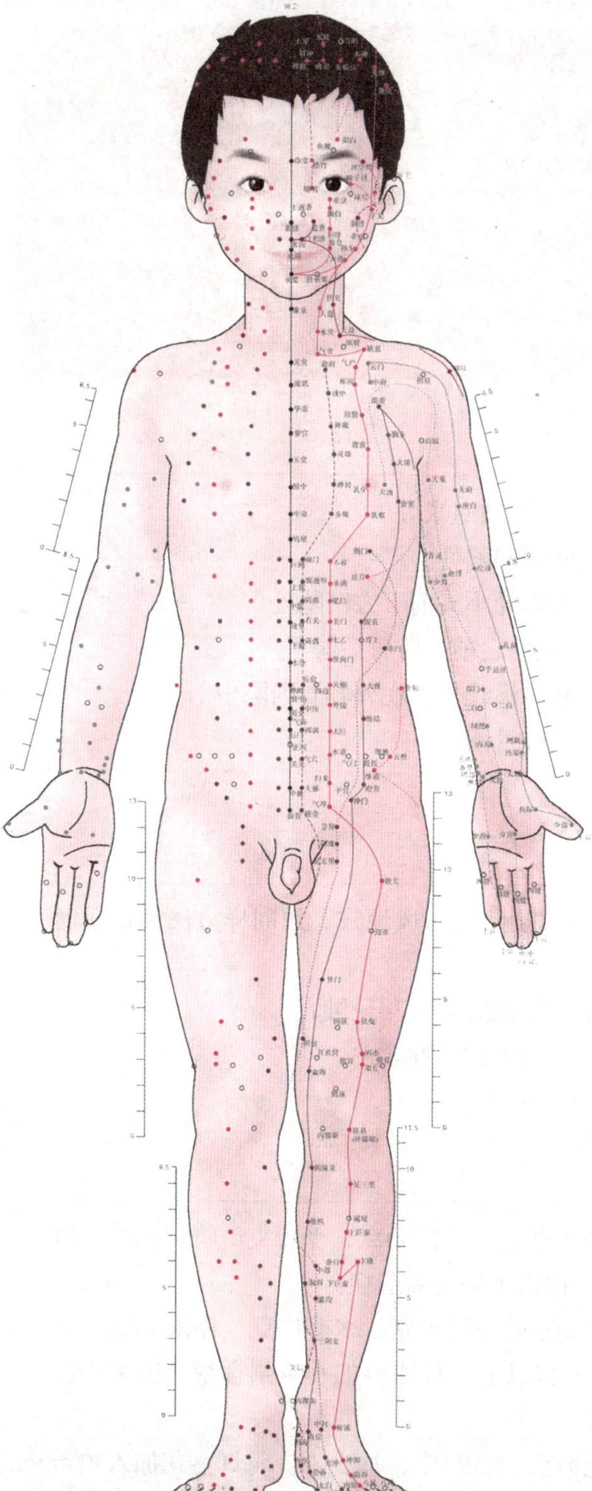

本章看点

XIAOERNAOYANHOUYIZHENG

小儿脑炎后遗症

小儿脑炎后遗症是脑炎治疗后，还残留有神经、精神症状的疾病，该病病情轻重不等，轻者可自行缓解，危重者可导致后遗症或死亡，主要症状表现为运动、感觉、意识、植物神经、精神等不同障碍或可兼而有之，临床上为突然意识丧失，突然跌倒，四肢抽搐，口吐白沫或口中怪叫，醒后如常人。

刮痧穴位

督脉：哑门（项部，后发际正中上5厘米处）

胆经：风池（项部，风府穴两旁凹陷处）

阳陵泉（小腿外侧，当腓骨小头前下方凹陷处）

悬钟（外踝尖上3寸、大筋之前、腓骨后缘）

大肠经：曲池（手心向里，屈肘横纹头，在外辅骨内陷中）

肝经：太冲（足部，第一、二趾骨间）

刮痧顺序

第一步，用面刮法刮拭后头部哑门穴、风池穴，用同样方法刮拭手肘处曲池穴；

第二步，用面刮法从上到下刮拭阳陵泉穴和悬钟穴；

第三步，用垂直按揉法刮拭足背上的太冲穴。

辅助食疗

1. 瓜藤芦根汤：取黄瓜藤30克，鲜芦根50克，糖12克。将黄瓜藤、鲜芦根加水煮20分钟，加糖饮用，适用于脑炎后遗症。

2. 苋菜荸荠粥：取苋菜50克，荸荠200克，冰糖15克，粳米50克。将苋菜洗净切碎，荸荠去皮切片。将以上各种原料加水煮粥食用，适用于脑炎后遗症的患儿。

3. 灯盏花蒸蛋：取灯盏花9克，鸡蛋1个，盐少许。将灯盏花加入鸡蛋中捣碎，加水及盐，隔水蒸食用，有活血舒筋的作用，适用于脑炎后遗症的患儿。

取穴　刮痧

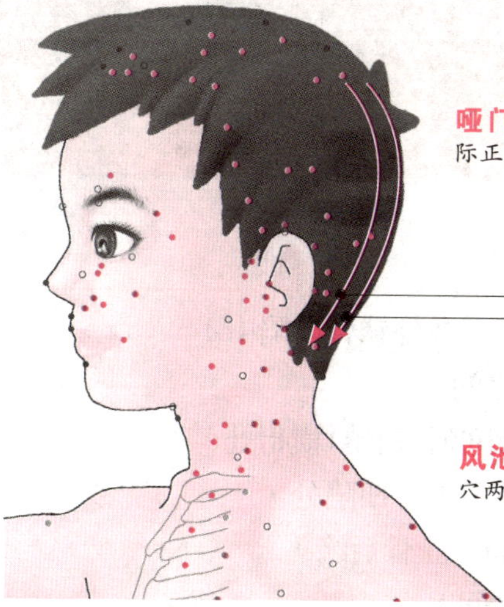

哑门：项部，后发际正中上5厘米处。

风池：项部，风府穴两旁凹陷处。

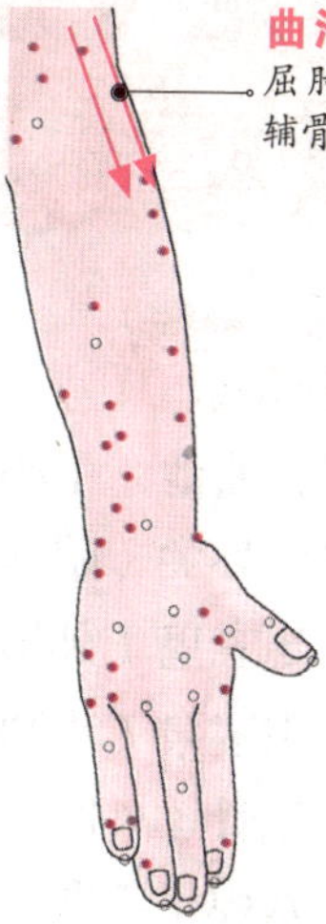

曲池：手心向里，屈肘横纹头，在外辅骨内陷中。

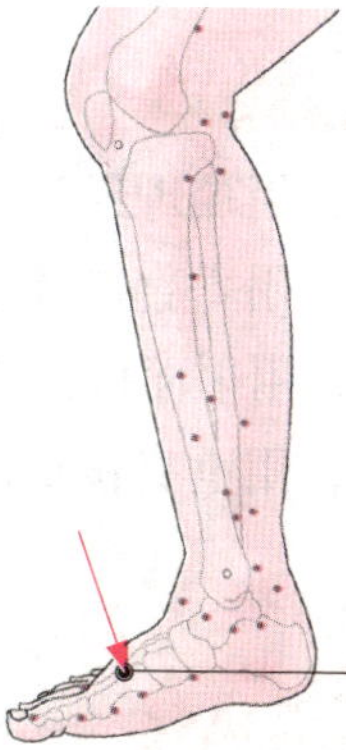

太冲：足部，第一、二趾骨间。

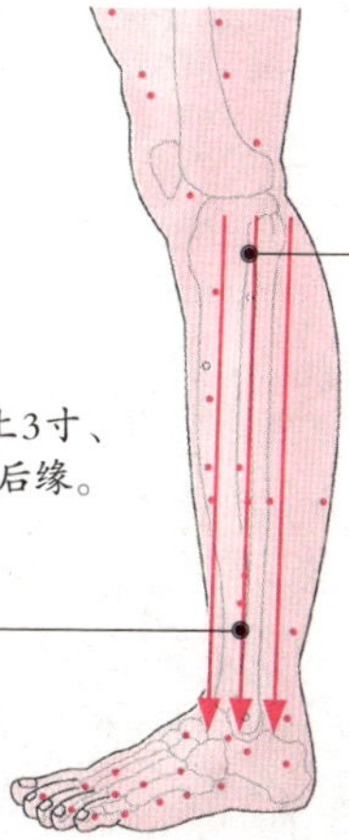

阳陵泉：小腿外侧，当腓骨小头前下方凹陷处。

悬钟：外踝尖上3寸、大筋之前、腓骨后缘。

父母刮痧

时间	运板	次数
10～15分钟	面刮法 垂直按揉法	20～30次

JIXINGGANRANXINGSHENJINGGENYAN

急性感染性神经根炎

急性感染性神经根炎是一种主要损害多数脊椎脊神经根及神经末梢的病症，也常侵犯脑神经伴脑脊液蛋白细胞分离为特征的急性或亚急性疾病，夏秋季节多为高发期，4～6岁儿童发病较多。

刮痧穴位

大肠经：曲池（手心向里，屈肘横纹头，在外辅骨内陷中）
三焦经：外关（阳池穴上1.5寸，桡骨之间）
胃经：足三里（外侧膝眼下直下3寸，距胫骨前嵴1横指处）
胆经：阳陵泉（小腿外侧，当腓骨小头前下方凹陷处）
绝骨（外踝尖上2.5寸、大筋之间、腓骨后缘）
经外：八邪（手背五指指蹼处、掌骨之间）
八风（足五趾岐骨间、两组一共8个穴位）

刮痧顺序

第一步，用疏理经气法从上往下刮拭前臂阳面曲池穴、外关穴；
第二步，用垂直按揉法刮拭五指掌骨头之间的八邪穴；
第三步，用平面按揉法刮拭小腿正前方的足三里穴和绝骨穴；
第四步，用垂直按揉法刮拭足五趾岐骨间的八风穴。

辅助食疗

宜食：鸡蛋等高热量食品。

取穴　刮痧

足三里：外侧膝眼下直下3寸，距胫骨前嵴1横指处。

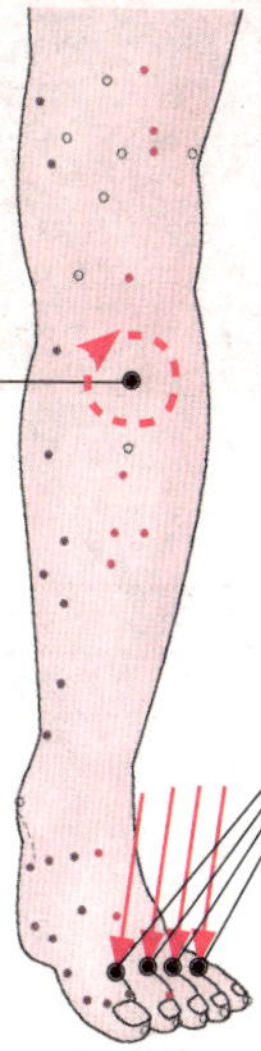

八风：足五趾岐骨间、两组一共8个穴位。

阳陵泉：小腿外侧，当腓骨小头前下方凹陷处。

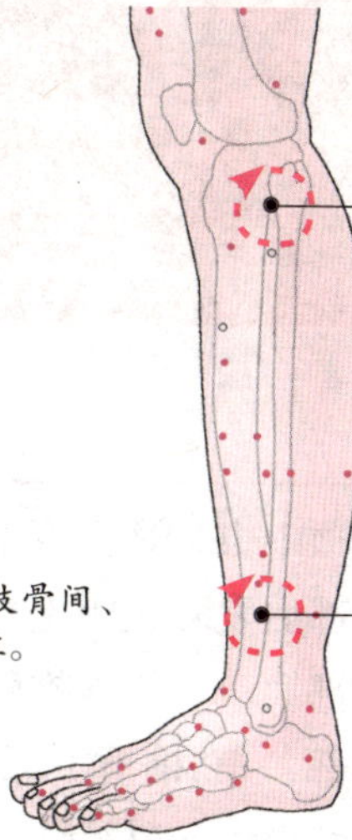

绝骨：外踝尖上2.5寸、大筋之间、腓骨后缘。

曲池：手心向里，屈肘横纹头，在外辅骨内陷中。

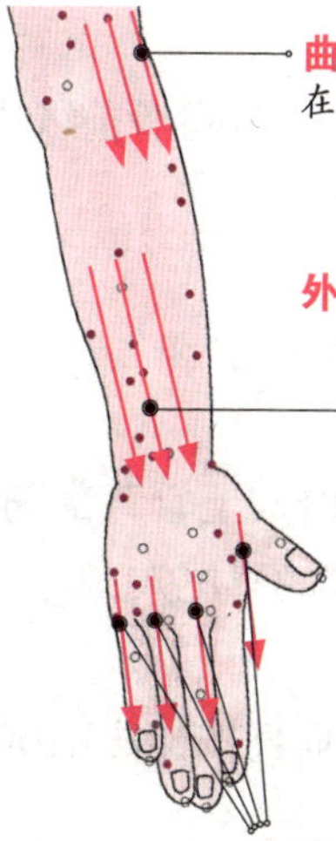

外关：阳池穴上1.5寸，桡骨之间。

八邪：手背五指指蹼处、掌骨之间。

父母刮痧

时间	运板	次数
10～15分钟	平面按揉法 垂直按揉法	20～30次

DIANXIAN

癫痫

癫痫俗称“羊癫疯”，是一种脑功能障碍综合征，患病原因复杂，一般认为先天遗传、胎中受惊后天产伤、脑伤以及风痰扰神、犯脑人心等都有可能导致癫痫，主要表现为反复发作的肌肉抽搐和意识障碍，且伴有感觉、情感、行为或自主神经功能异常。癫痫不仅严重影响患儿的身体健康，而且同时还会对孩子的精神以及智力造成严重威胁。

刮痧穴位

督脉：百会（头顶中央，耳尖直上方处前对鼻尖）
风府（头部后发际正中上1寸）
陶道（背部第一、二胸椎棘突间）
身柱（胸部，第3椎下）
膀胱经：心俞（背部，第5椎下，旁开1.2寸）
肝俞（背部，第9椎下，旁开1.2寸）
任脉：鸠尾（上腹部脐上5寸）
小肠经：后溪（小指外侧，本节后陷中，握拳可得）
肝经：太冲（足部，第一、二趾骨间）
胃经：丰隆（小腿前外侧，当外踝尖上8寸，条口外，距胫骨前缘2横指）

刮痧顺序

第一步，用角刮法刮拭头顶至后脑的百会穴；

第二步，用面刮法从上向下分段刮拭后颈部风府穴至脊背部陶道穴、身柱穴、心俞穴、肝俞穴；用同样的方法刮拭胸腹部的鸠尾穴；

第三步，用垂直按揉法刮拭尾指外侧的后溪穴；

第四步，用面刮法刮拭小腿前方的丰隆穴，用垂直按揉法刮拭足背的太冲穴。

辅助食疗

宜食：荞麦、沙丁鱼、无花果、凤梨。

忌食：油腻、辛辣。

取穴 刮痧

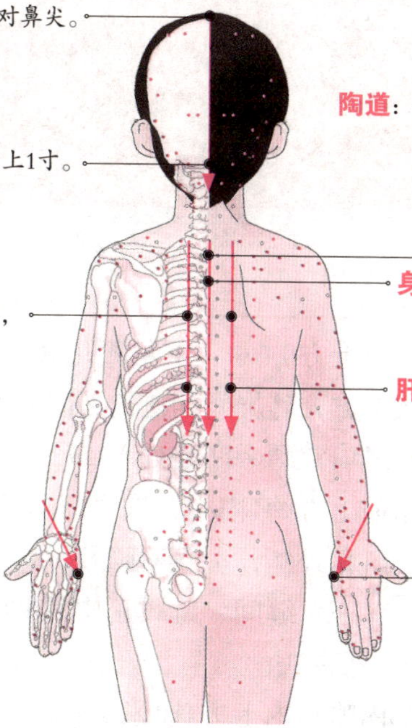

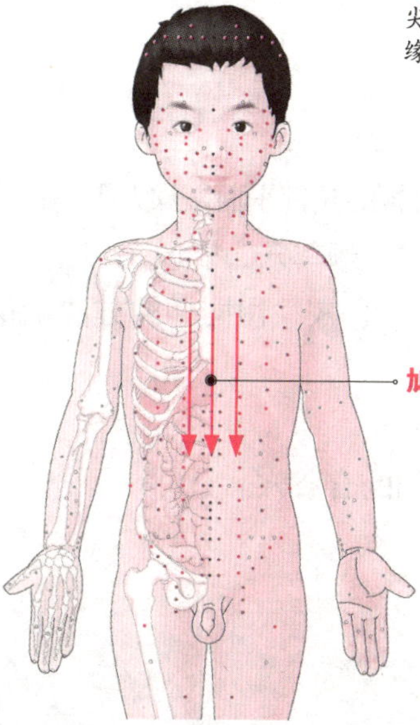

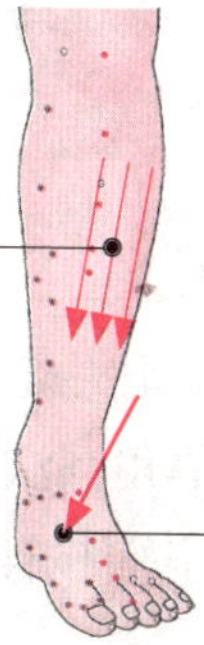

父母刮痧

时间	运板	次数
10～15分钟	垂直按揉法 面刮法 角刮法	20～30次

MIANBUSHENJINGMABI

面部神经麻痹

面部神经麻痹是一侧面神经受到损害而产生的面部肌肉运动障碍，主要是由面神经风湿性疾患以及内耳疾病或寒冷、外伤或脑基底部炎症引起。面神经麻痹可以通过刮痧的方法进行治疗，多数能康复。

刮痧穴位

胆经：阳白（前额的眉上方0.7寸、下与瞳孔对直）
听会（听宫穴下方，耳屏间切迹前凹陷处）
风池（项部，风府穴两旁凹陷处）
胃经：颊车（下颌角前上方约1横指，按之凹陷处）
地仓（面部，口角外侧，上直对瞳孔）
内庭（足第二、三趾缝间、趾蹼正中后5厘米）
三焦经：翳风（耳垂后面陷中）
膀胱经：睛明（面部内眦角内上方1厘米）
大肠经：合谷(第一、二掌骨凹陷中)
经外：太阳（眉梢与目外眦之间，向后约1横指凹陷处）

刮痧顺序

第一步，用平面按揉法刮拭阳白穴，并用刮痧板的角部平面按揉太阳穴；

第二步，用单角刮法刮拭耳朵周边的听会穴、颊车穴、翳风穴；

第三步，用平面按揉法刮拭面部睛明穴、地仓穴，用同样的方法刮拭项部的风池穴；

第四步，用垂直按揉法刮拭足趾内庭穴；

第五步，用平面按揉法刮拭第一、二掌骨间的合谷穴。

取穴 刮痧

太阳：眉梢与外眦之间，向后约1横指凹陷处。

阳白：前额的眉上方0.7寸、下与瞳孔对直。

风池：项部，风府穴两旁凹陷处。

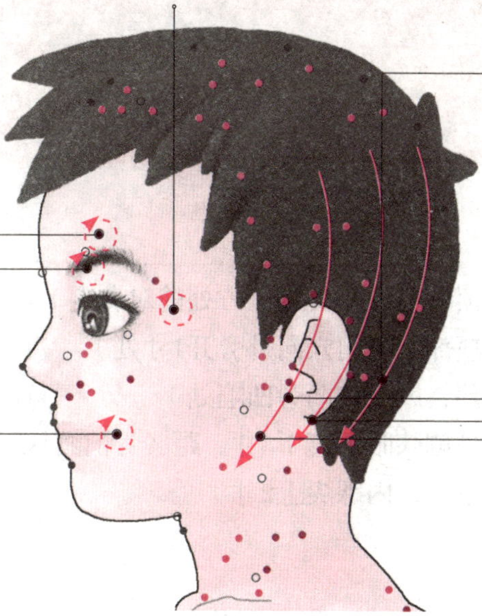

睛明：面部内眦角内上方1厘米。

听会：听宫穴下方，耳屏间切迹前凹陷处。

地仓：面部，口角外侧，上直对瞳孔。

翳风：耳垂后面陷中。

颊车：下颌角前上方约1横指，按之凹陷处。

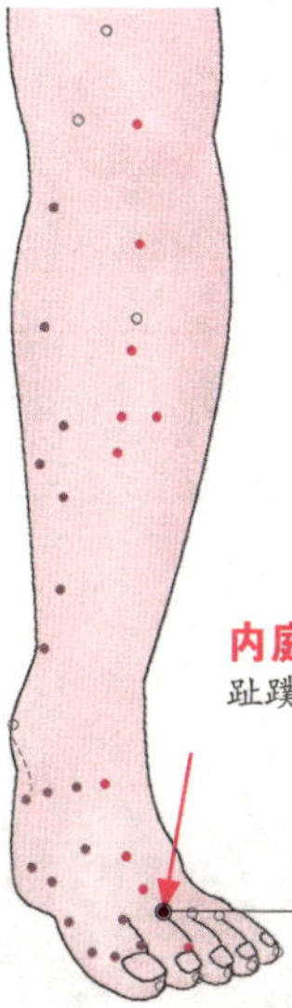

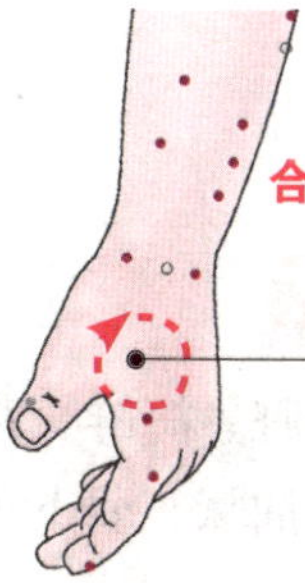

合谷：第一、二掌骨凹陷中。

内庭：足第二、三趾缝间、趾蹼正中后5厘米。

父母刮痧

时间	运板	次数
10～15分钟	垂直按揉法 平面按揉法 面刮法	20～30次

SHENJINGSHUAIRUO

神经衰弱

神经衰弱并不只是属于大人的病症，儿童由于对外界事物的认识较浅，且在面对压力时无法自我治疗，经常会导致神经衰弱，主要症状表现在容易疲劳或兴奋、睡眠有障碍，且在情绪上的波动很强。遇到这种情况，家长可以通过刮痧的方式为孩子疏导神经的紧张。

刮痧穴位

督脉：百会（头顶中央，耳尖直上方处前对鼻尖）

膀胱经：天柱（项部，哑门穴向外旁开1寸处）

胆经：风池（项部，风府穴两旁凹陷处）

胃经：足三里（外侧膝眼下直下3寸，距胫骨前嵴1横指处）

三阴交（下肢，内踝尖上2寸）

刮痧顺序

第一步，用单角刮法刮拭头顶及后脑的百会穴、风池穴，用刮痧板双角部从上到下刮拭天柱穴位；

第二步，用平面按揉法刮拭小腿正前方足三里穴，用同样法刮拭小腿内侧的三阴交穴。

辅助食疗

宜食：动物肝脏、海鲜、花生、猪脑、核桃。

忌食：辛辣、油腻、萝卜子、肉桂。

取穴 刮痧

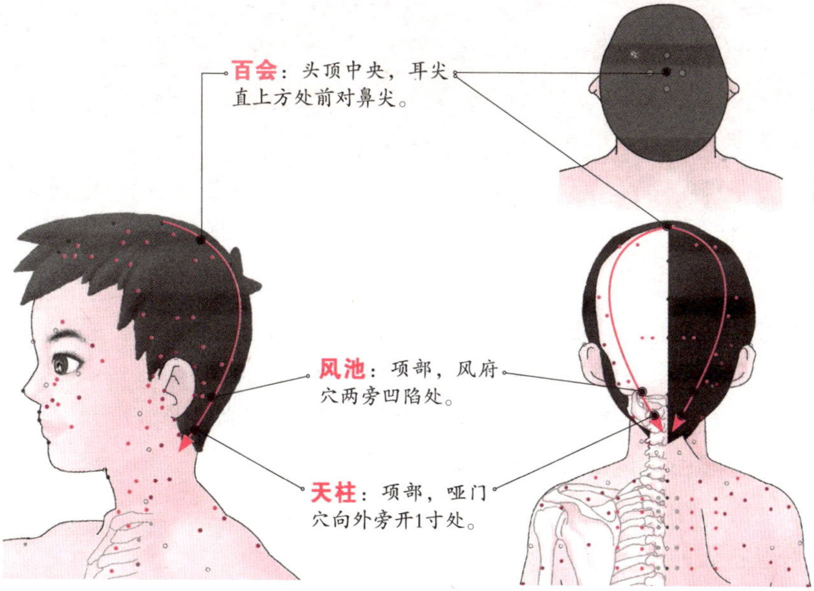

百会：头顶中央，耳尖直上方处前对鼻尖。

风池：项部，风府穴两旁凹陷处。

天柱：项部，哑门穴向外旁开1寸处。

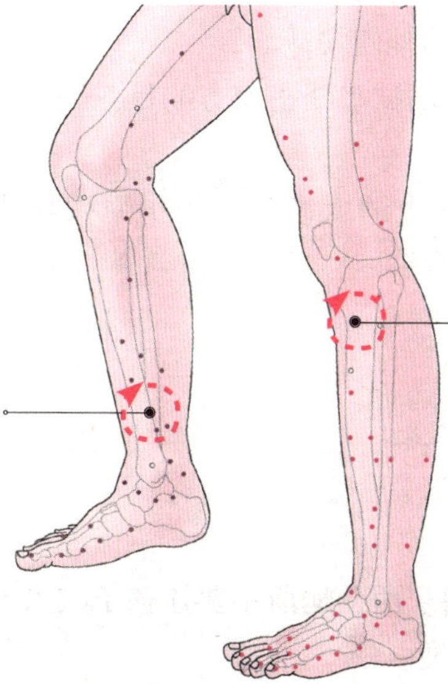

足三里：外侧膝眼下直下3寸，距胫骨前嵴1横指处。

三阴交：下肢，内踝尖上2寸。

父母刮痧

时间	运板	次数
10～15分钟	平面按揉法 面刮法 角刮法	20～30次

DUOMENG

多梦

儿童在睡觉时容易说梦话、踢腿等，说梦话主要是由于睡眠时大脑主管语言的神经细胞的活动而引起的，而踢腿的动作，则是由大脑神经主管动作部分的活动而引起的，一般而言都是正常的，家长不必担心。但是，如果宝宝在做梦时有惊叫、梦游的现象，就应当格外留意了。这可能是由儿童的大脑神经发育不完全和疲劳、受惊吓、饮食不当等原因造成的。

刮痧穴位

膀胱经：心俞（背部，第5椎下，旁开1.2寸）

心经：神门（手腕掌面关节、小指侧、腕横纹中）

胃经：足三里（外侧膝眼下直下3寸，距胫骨前嵴1横指处）

脾经：隐白（足踇趾内侧，距爪甲1厘米许）

三阴交（下肢，内踝尖上2寸）

肝经：太冲（足部，第一、二趾骨间）

刮痧顺序

第一步，用面刮法刮拭背脊处的心俞穴；

第二步，用面刮法刮拭前臂阴面的神门穴；

第三步，用平面按揉法或面刮法刮拭小腿正前方的足三里穴，用同样方法刮拭小腿阴面的三阴交穴；

第四步，用垂直按揉法刮拭足背上的太冲穴，用平面按揉法刮拭隐白穴。

辅助食疗

宜食：莲子心、胡桃、蜂蜜、枣仁。

注意：晚饭不要让孩子吃过多的东西，睡前不要让孩子吃太多零食，被子不宜过重过暖，枕头不宜过高过硬。

取穴 刮痧

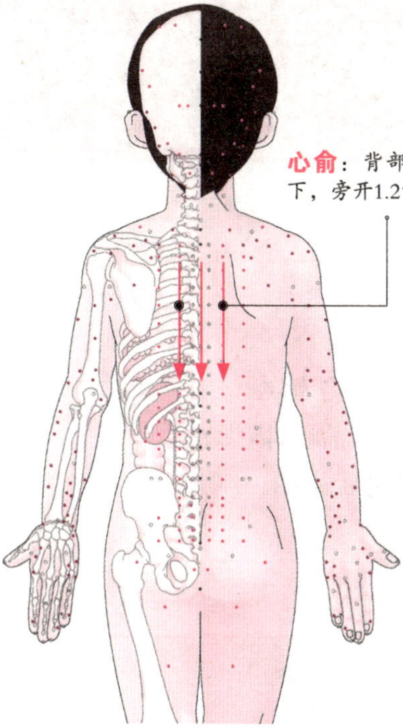

心俞：背部，第5椎下，旁开1.2寸。

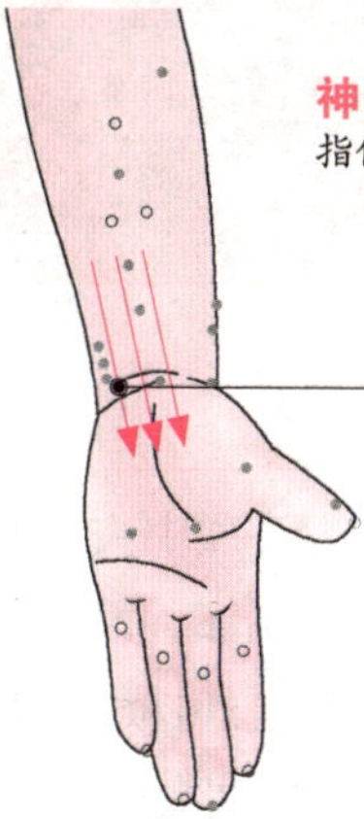

神门：手腕掌面关节、小指侧、腕横纹中。

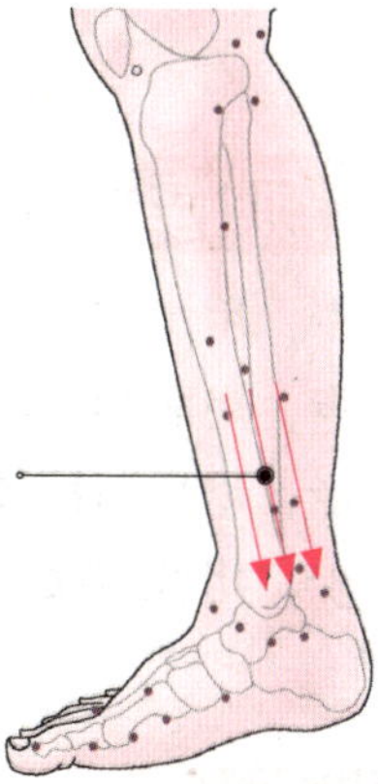

三阴交：下肢，内踝尖上2寸。

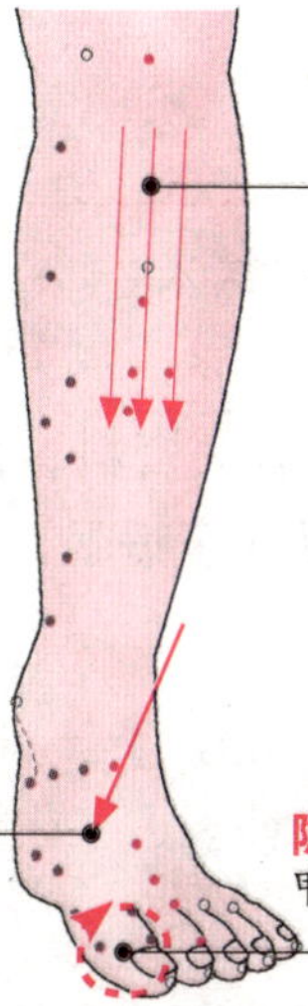

足三里：外侧膝眼下直下3寸，距胫骨前嵴1横指处。

太冲：足部，第一、二趾骨间。

隐白：足踇趾内侧，距爪甲1厘米许。

父母刮痧

时间	运板	次数
10～15分钟	按揉法 面刮法	20～30次

SHIMIAN

失眠

失眠与多梦有着密切的联系，睡眠不沉的患儿即使在睡着之后也容易多梦。失眠多与白天遇到的情景有关，让孩子精神紧张，不容易进入睡眠状态。

刮痧穴位

督脉：百会（头顶中央，耳尖直上方处前对鼻尖）
胆经：风池（项部，风府穴两旁凹陷处）
肩井（颈外1横指肌肉高处，按之有凹陷为穴）
胃经：足三里（外侧膝眼下直下3寸，距胫骨前嵴1横指处）
肝经：行间（足第一、二趾蹼间、趾蹼缘之后5厘米）

刮痧顺序

第一步，用角刮法进行全头刮拭，并重点刮拭百会穴；
第二步，用面刮法刮拭肩上风池穴至肩井穴一带；
第三步，用平面按揉法刮拭小腿正前方的足三里穴；
第四步，用垂直按揉法刮拭第一、二跖骨之间的行间穴。

辅助食疗

宜食：牛奶、小米、百合、猪心、酸枣仁、小麦、糯米。

莴苣汁：莴苣汁性味同莴苣，苦，甘，凉。据有关资料，莴苣茎、叶、皮的乳白色浆液，具有镇静、安神的功效，可助儿童睡眠，临睡前，食服效果明显。

取穴 刮痧

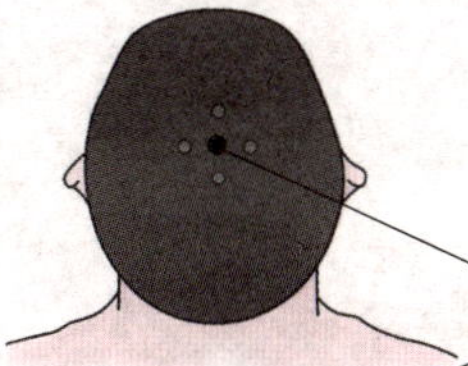

百会：头顶中央，耳尖直上方处前对鼻尖。

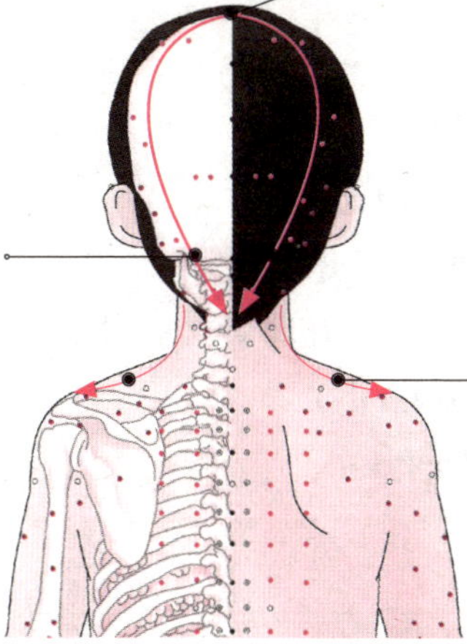

风池：项部，风府穴两旁凹陷处。

肩井：颈外1横指肌肉高处，按之有凹陷为穴。

行间：足第一、二趾蹼间、趾蹼缘之后5厘米。

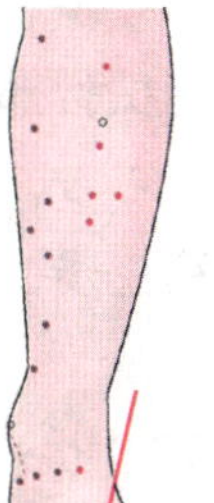

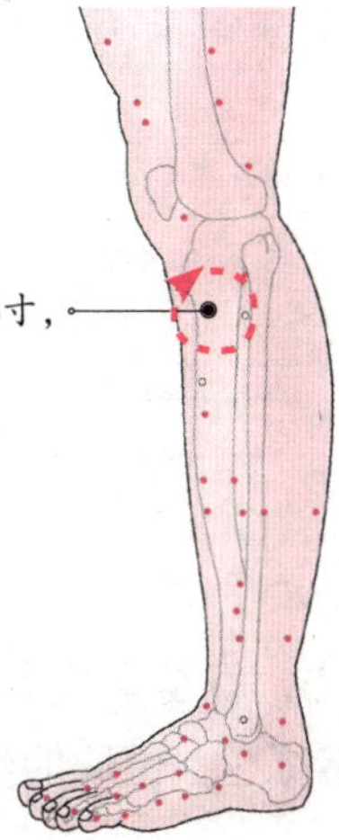

足三里：外侧膝眼下直下3寸，距胫骨前嵴1横指处。

父母刮痧

时间	运板	次数
10～15分钟	平面按揉法 垂直按揉法 面刮法	20～30次

XIAOERGOULOUBING

小儿佝偻病

小儿佝偻病主要是由于患儿先天营养不足，后天营养缺乏，脾肾两虚所致，对于早产儿和营养不良的患儿来说发病率尤为高，主要症状表现为患儿易被激怒、多汗、夜惊，体征上的变化为露骨软化，方颅、鸡胸以及四肢脊柱的变形。

刮痧穴位

督脉：身柱（胸部，第3椎下）

膀胱经：大杼（脊柱棘突、旁开1.2寸）

肾俞（腰部，第14椎，旁开1.2寸）

胃经：上巨虚（足三里穴下2.5寸，在腓骨、胫骨之间）

胆经：悬钟（下肢，外踝尖上2.5寸）

任脉：中脘（腹正中线上、脐上4寸）

刮痧顺序

第一步，用面刮法从上至下分段刮拭脊背部身柱穴、大杼穴；用同样方法刮拭腰部肾俞穴；

第二步，用面刮法刮拭腹部的中脘穴；

第三步，用面刮法或平面按揉法刮拭小腿正前方的足三里穴、上巨虚穴；

第四步，用面刮法刮拭小腿外侧的悬钟穴。

辅助食疗

宜食：鱼肝油、牛初乳、虾皮。

注意：预防和治疗儿童佝偻病的最好办法，就是家长多带孩子到大自然中多晒晒太阳，促进孩子骨骼的生长，这是最绿色、健康的治疗方式了。

取穴　刮痧

中脘：腹正中线上、脐上4寸。

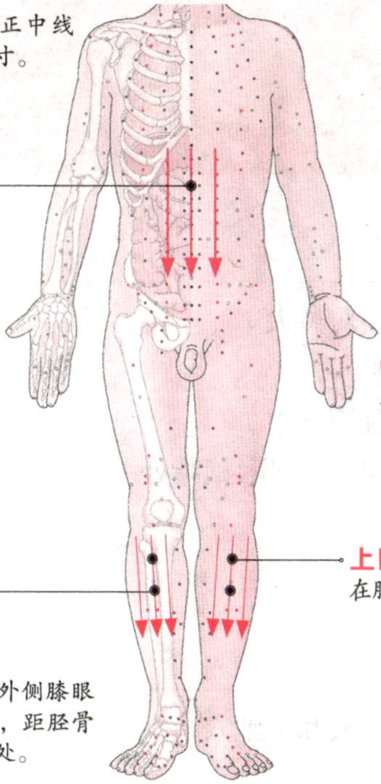

足三里：外侧膝眼下直下3寸，距胫骨前嵴1横指处。

上巨虚：足三里穴下2.5寸，在腓骨、胫骨之间。

大杼：脊柱棘突、旁开1.2寸。

身柱：胸部，第3椎下。

肾俞：腰部，第14椎，旁开1.2寸。

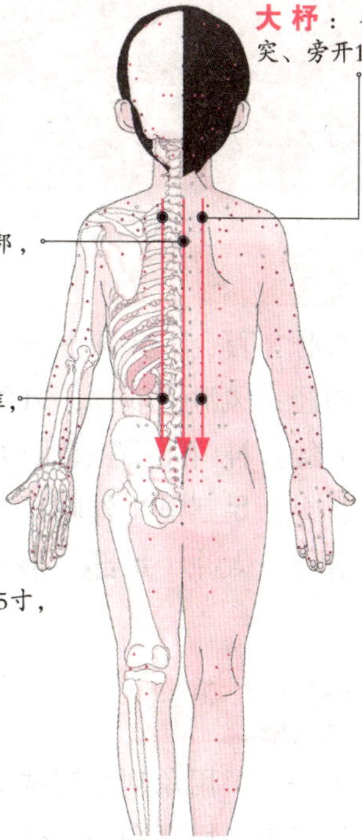

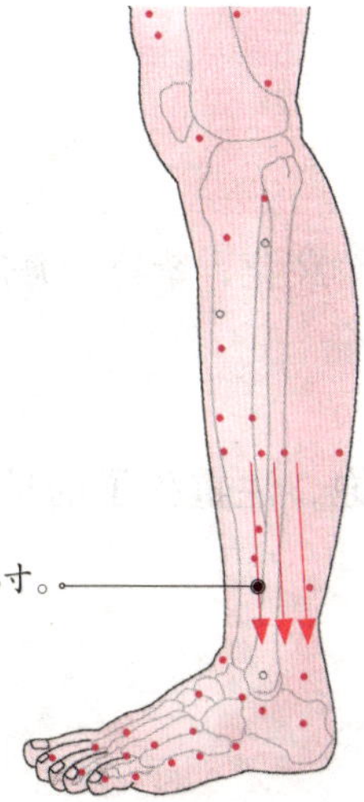

悬钟：下肢，外踝尖上2.5寸。

父母刮痧

时间	运板	次数
10～15分钟	平面按揉法 面刮法	20～30次

SHISHUI

嗜睡

儿童的睡眠时间相对较长，但是对于一旦出现受刺激后就容易进入睡眠状态的孩子来说，这就是一种病理性的嗜睡。患有嗜睡的儿童容易感到疲劳、记忆力下降，对日常生活造成很大影响。

刮痧穴位

督脉：百会（头顶中央，耳尖直上方处前对鼻尖）
胆经：风池（项部，风府穴两旁凹陷处）
心经：神门（手腕掌面关节，小指侧、腕横纹中）
胃经：足三里（外侧膝眼下直下3寸，距胫骨前嵴1横指处）
肝经：太冲（足部，第一、二趾骨间）

刮痧顺序

第一步，用角刮法刮拭头顶及后脑的百会穴和风池穴；
第二步，用面刮法刮拭前臂阴面的神门穴；
第三步，用平面按揉法刮拭小腿正前方足三里穴；
第四步，用垂直按揉法刮拭足背上的太冲穴。

辅助食疗

宜食：鱼类、鸡蛋、牛奶、猪肝、新鲜蔬菜、紫菜、海带。
忌食：油腻、黏滞、辛辣。

注意：每一餐都不要让孩子吃的过饱，注重孩子的早餐，讲求营养均衡。

取穴 刮痧

百会：头顶中央，耳尖直上方处前对鼻尖。

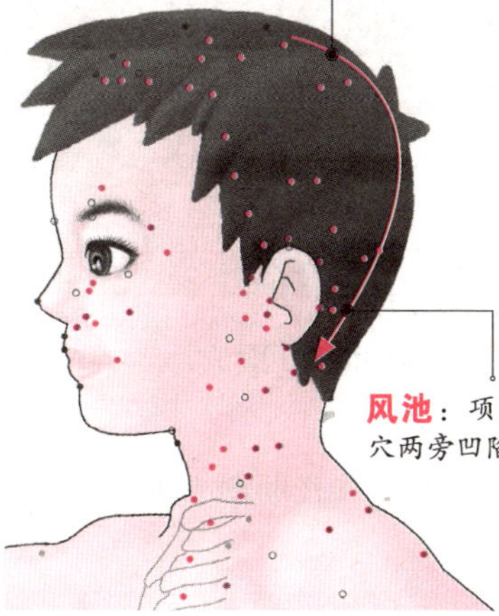

风池：项部，风府穴两旁凹陷处。

足三里：外侧膝眼下直下3寸，距胫骨前嵴1横指处。

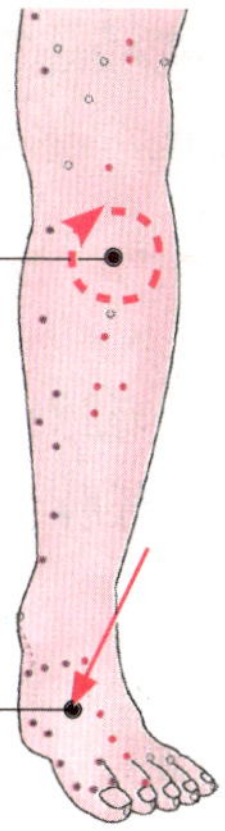

太冲：足部，第一、二趾骨间。

神门：手腕掌面关节、小指侧、腕横纹中。

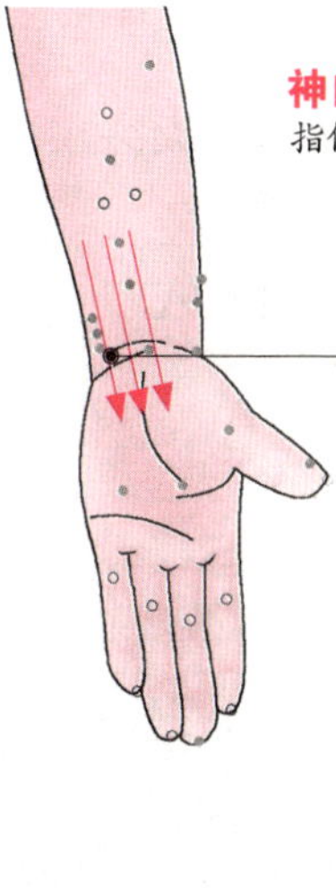

父母刮痧

时间	运板	次数
10～15分钟	平面按揉法 面刮法 垂直按揉法	20～30次

ERTONGSHIYUZHENG

儿童失语症

儿童失语症是指由于神经中枢病损导致抽象信号思维障碍，而丧失口语、文字的表达和领悟能力的病症，但是，失语症不包括由于意识障碍和普通的智力减退造成的语言症状，也不包括听觉、视觉、书写、发音等感觉和运动器官损害引起的语言、阅读和书写障碍。因先天或幼年疾病而导致学习困难，造成的语言机能缺陷也不属于失语症范畴。

刮痧穴位

督脉：哑门（项部，后发际正中上5厘米处）

任脉：廉泉（颈部，喉结上方，舌骨的下缘凹陷处取穴）

天突（颈部，结喉下、胸骨柄上陷中）

心包经：内关（前臂掌侧，腕横纹上 2 寸，掌长肌腱与桡侧腕屈肌腱之间）

心经：通里（前臂掌侧、尺侧腕横纹上0.7寸)

大肠经：合谷（第一、二掌骨凹陷中)

刮痧顺序

第一步，用单角刮法刮拭项部哑门穴；

第二步，用面刮法从上而下刮拭前颈部的廉泉穴、天突穴；

第三步，用面刮法刮拭前臂阴面内关穴、通里穴；

第四步，用平面按揉法刮拭第一、二掌骨间的合谷穴。

取穴 刮痧

哑门：项部，后发际正中上5厘米处。

廉泉：颈部，喉结上方，舌骨的下缘凹陷处取穴。

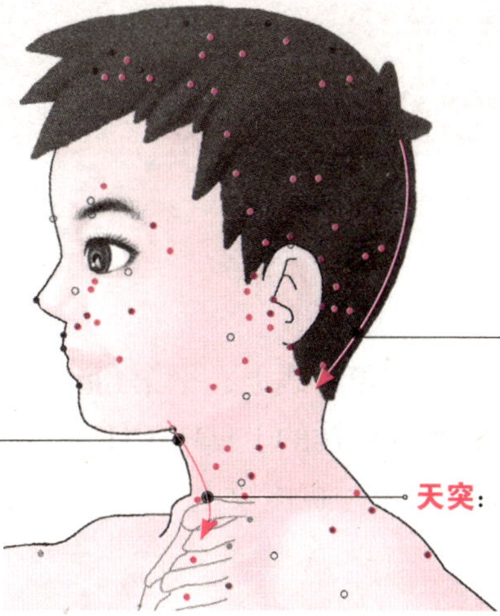

天突：颈部，结喉下、胸骨柄上陷中。

内关：前臂掌侧，腕横纹上2寸，掌长肌腱与桡侧腕屈肌腱之间。

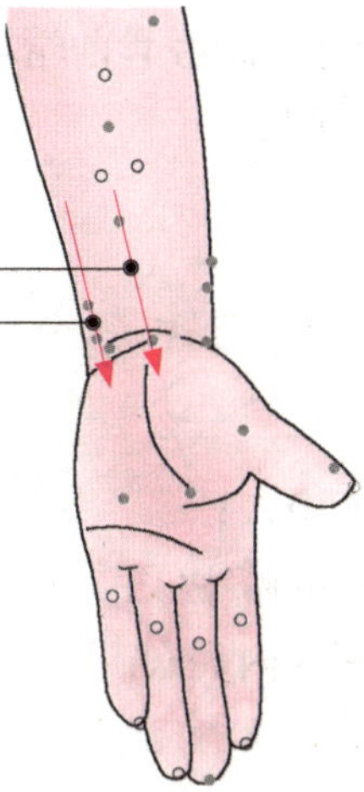

通里：前臂掌侧、尺侧腕横纹上0.7寸。

合谷：第一、二掌骨凹陷中。

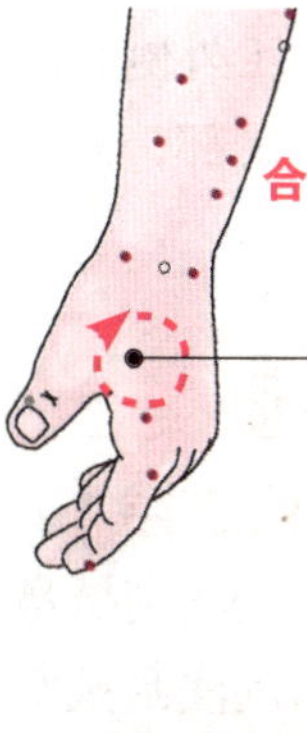

父母刮痧

时间	运板	次数
10～15分钟	平面按揉法 面刮法 角刮法	20～30次

XIAOERYIBING

小儿癔病

小儿癔病多是由心理疾患引起的，容易受环境的影响，身体的疾患也可能会引发患儿不正常的癔病心理。

刮痧穴位

抑制型的刮痧穴位：

任脉：膻中（胸部，当前正中线上，平第4肋间，两乳头连线的中点）

人中（面部，当人中沟的上1/3与中1/3交点）

心包经：内关（前臂掌侧，腕横纹上 2 寸，掌长肌腱与桡侧腕屈肌腱之间）

兴奋型的刮痧穴位：

任脉：膻中（胸部，当前正中线上，平第4肋间，两乳头连线的中点）

心包经：内关（前臂掌侧，腕横纹上 2 寸，掌长肌腱与桡侧腕屈肌腱之间）

心经：神门（手腕掌面关节，小指侧、腕横纹中）

胃经：足三里（外侧膝眼下直下3寸，距胫骨前嵴1横指处）

肝经：太冲（足部，第一、二趾骨间）

刮痧顺序

抑制型的刮痧顺序：

第一步：用点按法刮拭鼻柱下的人中穴；

第二步，用面刮法刮拭两乳头中间的膻中穴；

第三步，用面刮法刮拭腕上两筋间的内关穴。

兴奋型的刮痧顺序：

第一步，用面刮法刮拭两乳头之间的膻中穴；

第二步，用面刮法刮拭腕上的内关穴、神门穴；

第三步，用平面按揉法刮拭小腿正前方的足三里穴；

第四步，用垂直按揉法刮拭足背上的太冲穴。

取穴 刮痧

人中：面部，当人中沟的上1/3与中1/3交点。

内关：前臂掌侧，腕横纹上2寸，掌长肌腱与桡侧腕屈肌腱之间。

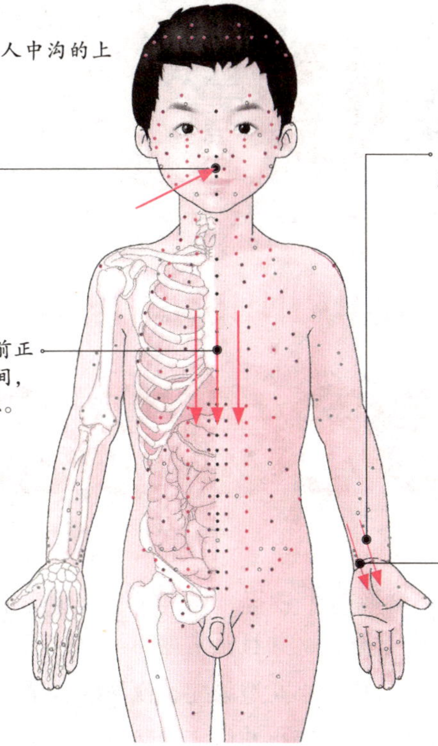

膻中：胸部，当前正中线上，平第4肋间，两乳头连线的中点。

神门：手腕掌面关节，小指侧、腕横纹中。

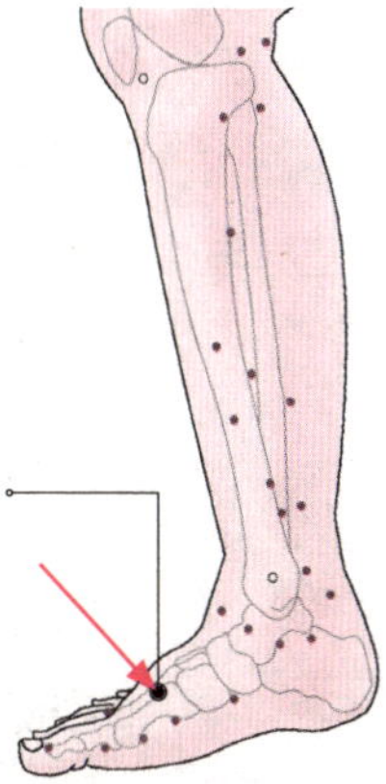

太冲：足部，第一、二趾骨间。

足三里：外侧膝眼下直下3寸，距胫骨前嵴1横指处。

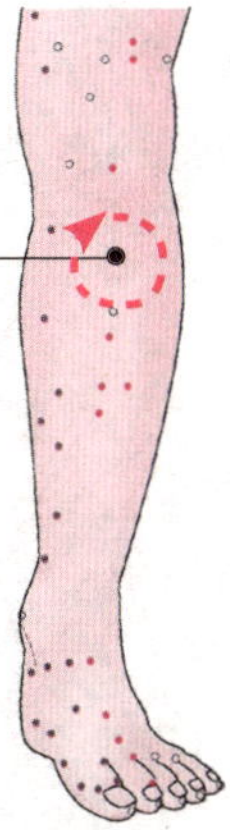

父母刮痧

时间	运板	次数
10～15分钟	按揉法 面刮法 点按法	20～30次

第6章

泌尿、生殖系统疾病

小孩子尿床不是稀罕事，但是若是到了3岁以上，您的孩子还是经常尿床，并且常常夜啼不止，就需要找出原因，对症治疗。小儿遗尿症、夜尿症、尿频、尿失禁都有可能导致尿床小儿尿床。父母可以通过对相关的穴位，来改善孩子的泌尿生殖系统疾病的状况。

除了生理病因外，精神上的紧张、焦虑、烦躁也容易导致小儿遗尿，所以父母还要加强对孩子精神上的抚慰和开导，从而消除儿童的怕羞、紧张、自卑等心理。

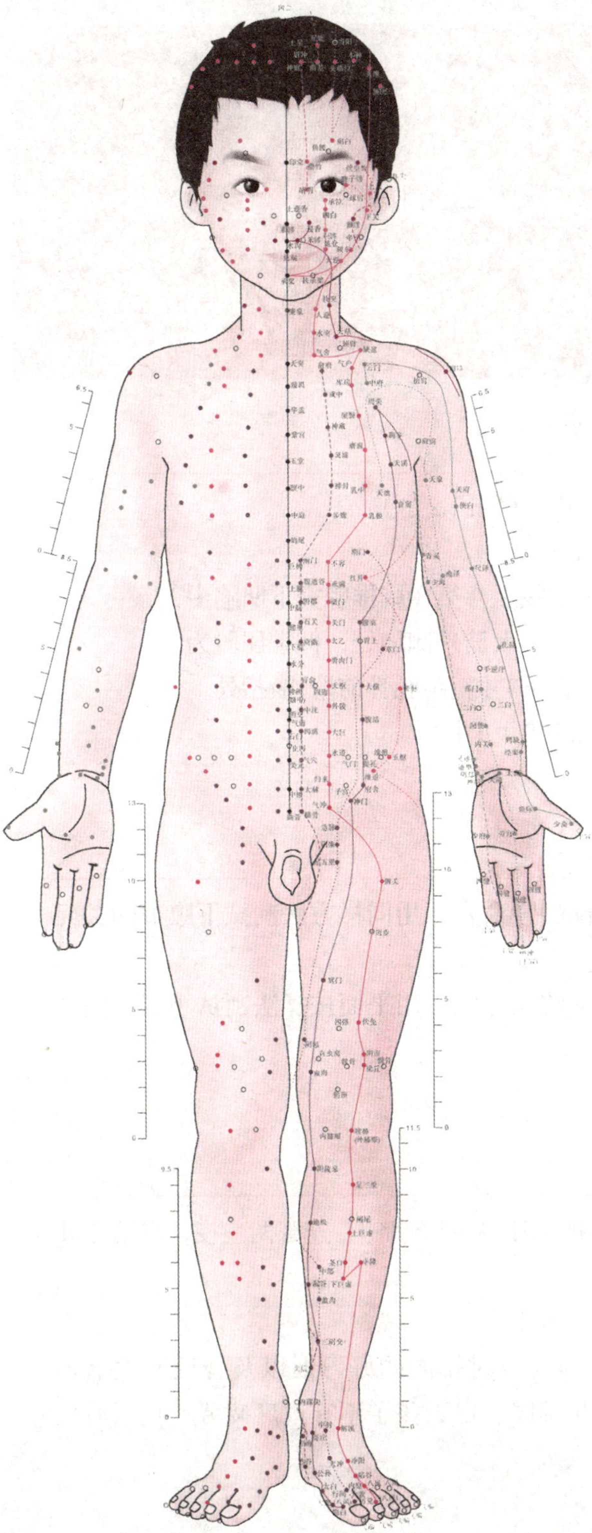

本章看点

XIAOERYINIAOZHENG

小儿遗尿症

小儿遗尿是儿童时期的常见病症，主要表现为睡眠时尿床，且有部分患儿在清醒时也不能自控而排尿，且伴有嗜饮水现象。小儿遗尿一般在婴幼儿时期得病，有的为一时性的行为，数月后消失，也有的是长期患病。当儿童逐渐进入学龄阶段，小儿遗尿病会让孩子患上很严重的自卑心理，造成很大的精神负担。

刮痧穴位

膀胱经：肾俞（腰部，第14椎，旁开1.2寸）

任脉：关元（腹部脐下2.5寸）

中枢（背部，当后正中线上，第10胸椎棘突下凹陷中）

肺经：尺泽（上肢，肘横纹中，大筋外侧陷处，仰掌屈肘为穴）

胃经：足三里（外侧膝眼下直下3寸，距胫骨前嵴1横指处）

三阴经：三阴交（下肢，内踝尖上2寸）

刮痧顺序

第一步，用面刮法刮拭腰部的肾俞穴，用同样方法刮拭下腹部的关元穴、中枢穴；

第二步，用面刮法刮拭肘部的尺泽穴，用平面按揉法刮拭小腿正前方的足三里穴和小腿内侧的三阴交穴。

辅助食疗

葱白七八根，硫黄30克，共捣出汁，睡前敷脐上，连敷两三夜，可治小儿遗尿症。

注意：家长要注意帮幼儿养成定时排尿的好习惯以及合理的生活习惯，每天晚上定时叫醒一次患儿排尿。白天孩子不宜过度疲劳，晚饭后一般不应再喝过多的水。

取穴　刮痧

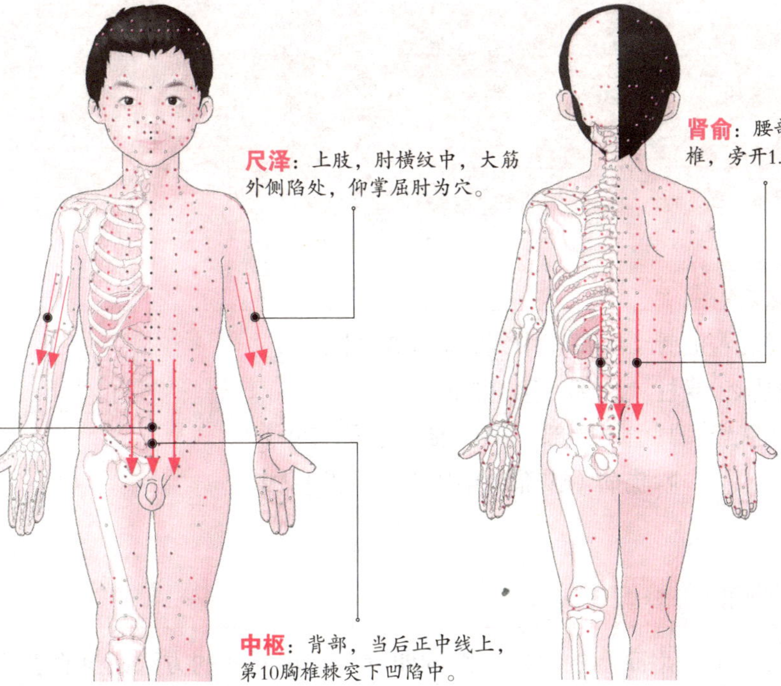

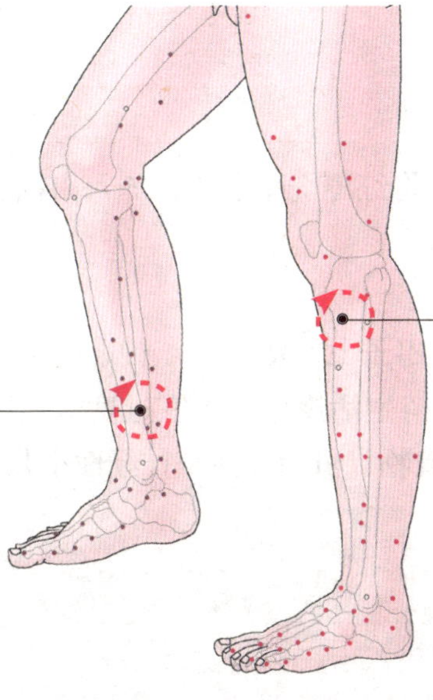

父母刮痧

时间	运板	次数
10～15分钟	面刮法 平面按揉法	20～30次

XIAOERYENIAOZHENG

小儿夜尿症

儿童在3岁至4岁左右，身体生长即可控制肾脏和膀胱，不会在晚上睡觉时排尿，但若是过了4岁，仍然不能控制，晚上睡觉依然排尿，则为“小儿遗尿症”。除了生理上的病因外，精神上的紧张、焦虑、烦躁也容易导致小儿遗尿。夜尿病久可见患儿面色萎黄，智力减退，头晕乏力，腰膝酸软，四肢欠温等症状。年龄较大儿童有怕羞自卑感或精神紧张。

刮痧穴位

任脉：曲骨（腹部正中线，脐下3.5寸）

督脉：身柱（胸部，第3椎下）

膀胱经：肾俞（腰部，第14椎，旁开1.2寸）

膀胱俞（腰部，第19椎下旁开1.2寸）

刮痧顺序

第一步，用面刮法刮拭小腹的曲骨穴，用同样的方法刮拭脊背部的身柱穴；

第二步，用面刮法刮拭腰部的肾俞穴、膀胱俞穴。

辅助食疗

茶叶5克、红枣10克、白糖10克，将红枣洗净煮烂，加入白糖、茶叶搅匀，饮用即可。

大枣0.5~1千克。每晚八时许生吃枣子七八颗，九点钟准时上床睡觉，食后口渴亦不能饮水。服食期间要保持生活规律，不宜过度劳累和过于兴奋，避免着凉感冒，忌辛辣等刺激性食物，可治疗儿童神经性小儿遗尿。

取穴 刮痧

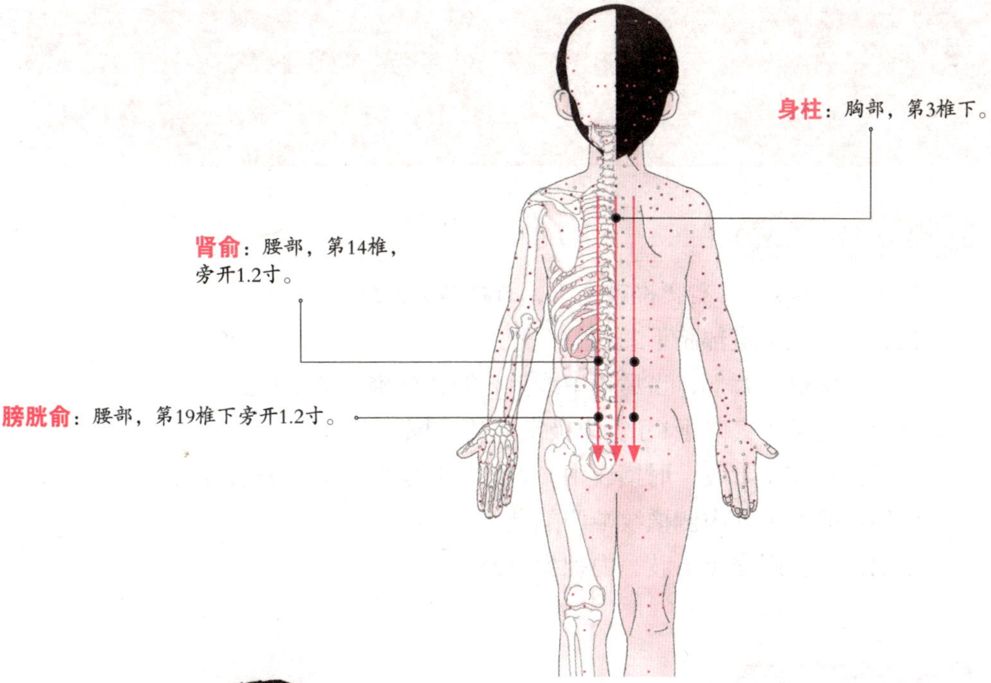

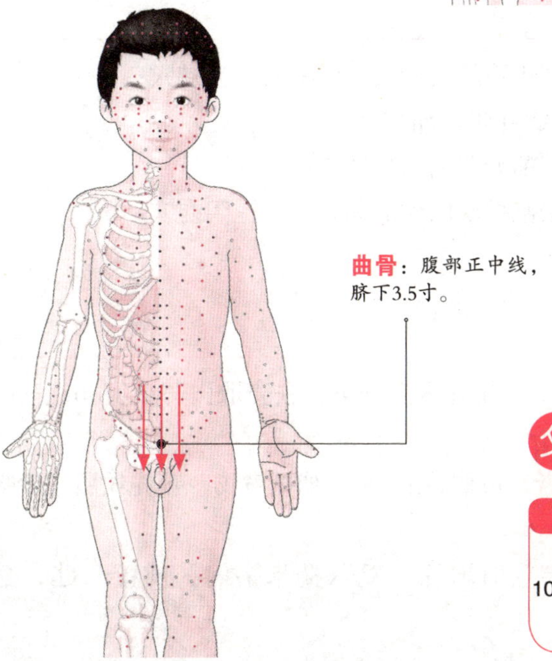

父母刮痧

时间	运板	次数
10～15分钟	面刮法	20～30次

XIAOERNIAOPIN NIAOSHIJIN

小儿尿频、尿失禁

小儿尿频主要表现为患儿排尿次数频繁，一有尿意，必须立即排尿，无法控制，每次排尿量少。这种现象在5岁左右的儿童当中相当普遍，且男孩多于女孩，小儿尿频的治疗多采取清养胃阴为主，兼以去积滞、疏肝气为法，常选益胃汤可奏效。

刮痧穴位

膀胱经：肾俞（第2腰椎棘突下，脊柱旁开1.2寸）

任脉：关元（腹部脐下2.5寸）

中枢（背部，当后正中线上，第10胸椎棘突下凹陷中）

肾经：大赫（气穴下1寸，中极穴旁开5厘米）

肺经：尺泽（上肢，肘横纹中，大筋外侧陷处，仰掌屈肘为穴）

肝经：曲泉（膝内侧横纹端凹陷处）

足阴经：三阴交（下肢，内踝尖上2寸）

刮痧顺序

第一步，用面刮法刮拭小腹的关元穴、中枢穴、大赫穴；

第二步，用面刮法刮拭腰椎的肾俞穴；

第三步，用面刮法刮拭前臂阴面的尺泽穴；

第四步，用平面按揉法刮拭膝内侧的曲泉穴、三阴交穴。

辅助食疗

1. 栗子10颗，切开两半，用开水煮一下，去壳取肉与芡实30克一同煮粥，加糖一匙。

2. 遇事紧张导致尿频者，可取7颗白果，加盐煮汤，预先饮服，少喝茶水，可治尿频。

3. 蚕茧10个，水煮半熟时取汁，兑入糯米粥内，加糖一匙，缩尿止遗。

取穴　刮痧

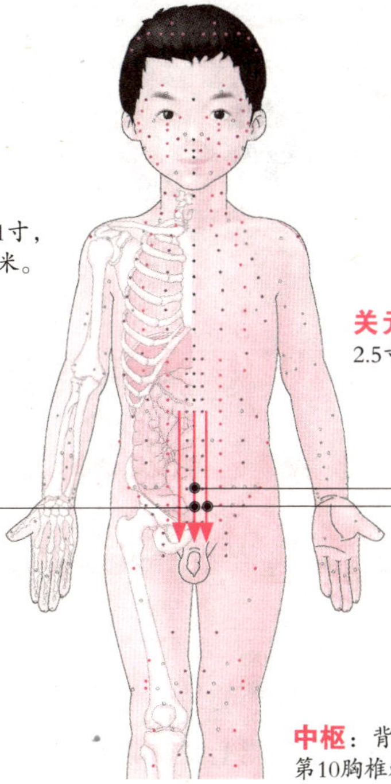

大赫：气穴下1寸，中极穴旁开5厘米。

关元：腹部脐下2.5寸。

中枢：背部，当后正中线上，第10胸椎棘突下凹陷中。

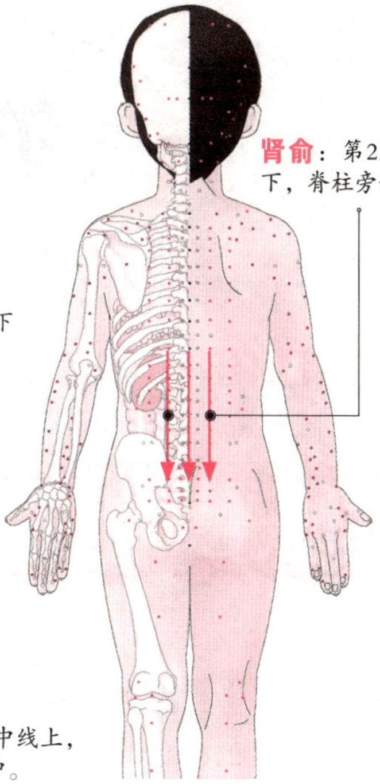

肾俞：第2腰椎棘突下，脊柱旁开1.2寸。

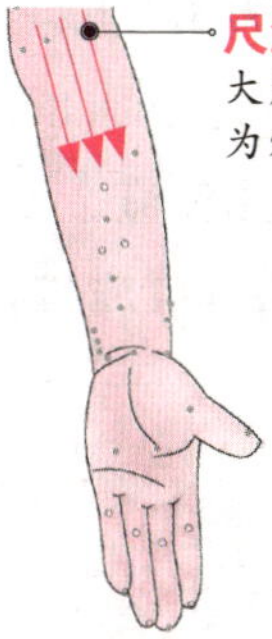

尺泽：上肢，肘横纹中，大筋外侧陷处，仰掌屈肘为穴。

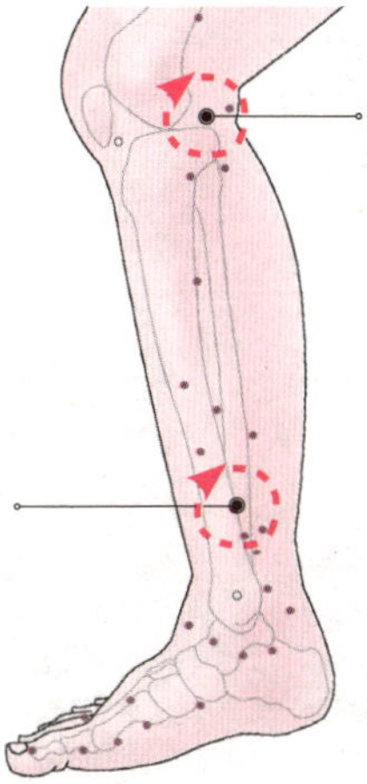

曲泉：膝内侧横纹端凹陷处。

三阴交：下肢，内踝尖上2寸。

父母刮痧

时间	运板	次数
10～15分钟	面刮法	20～30次

第7章

新陈代谢及内分泌系统疾病

内分泌系统是人体内神经系统以外的另一个重要的机能调节系统。它与神经系统在功能上紧密联系，相互作用，共同实现对机体各器官的调节，维持内环境的相对稳定，并影响行为和控制生殖等。

儿童的内分泌系统疾病，如小儿盗汗、脚气、新生儿黄疸、多汗等疾病，通过中医手段如刮痧、按摩等，可以起到很好的治疗和调节作用。

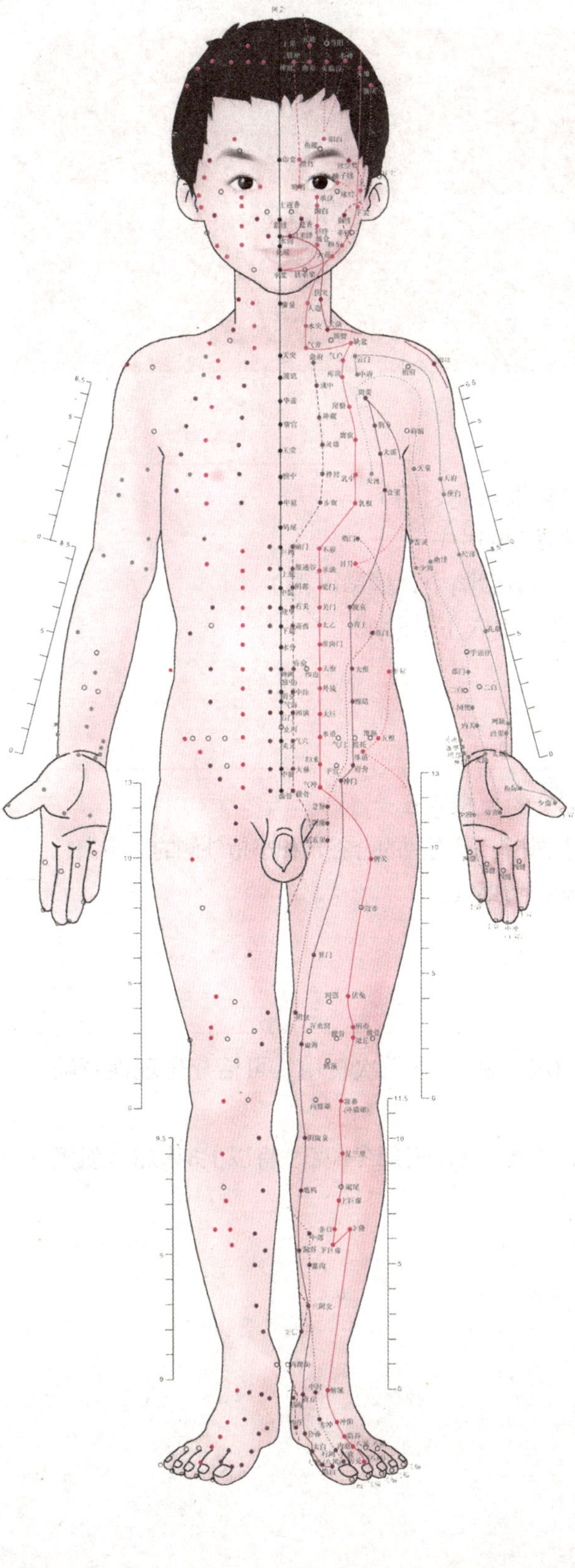

本章看点

XIAOERDAOHAN

小儿盗汗

小儿盗汗为睡时出汗，醒来汗止者，主要见于2～6岁体虚较弱者，因患儿的不同其出汗量也不同，主要原因为表虚不固、营卫不和或脾胃积热、肺虚痰热或阳气衰损。

刮痧穴位

督脉：大椎（第7颈椎与第1胸椎棘突之间）
大肠经：合谷（第一、二掌骨凹陷中)
小肠经：后溪（小指外侧，本节后陷中，握拳可得）
心经：阴郄（腕后5厘米，即通里穴下5厘米）

刮痧顺序

第一步，用面刮法刮拭脊椎处的大椎穴；
第二步，用平面按揉法刮拭手拇指、示指间的合谷穴和小指外侧的后溪穴；
第三步，用面刮法刮拭腕部的阴郄穴。

辅助食疗

1. 猪排骨1000克，太子参50克，炖汤分数次食用，可治疗生理性及缺钙引起的盗汗。

2. 枸杞饮，枸杞根皮15克，小麦6克，麦门冬6克，将以上3味加水煎煮至麦熟， 取汁，去渣，分次饮用。

取穴　刮痧

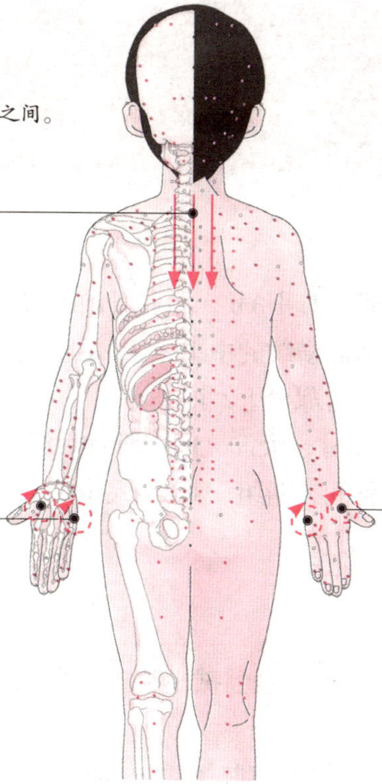

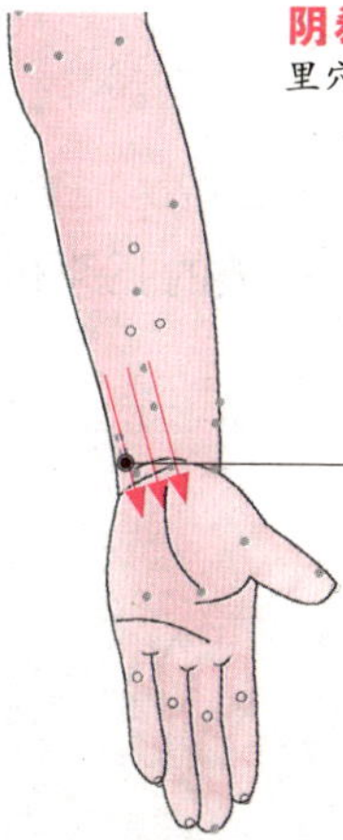

父母刮痧

时间	运板	次数
10～15分钟	面刮法 平面按揉法	20～30次

JIAOQI

脚气

脚气病为维生素B_1缺乏症，主要累及神经系统、心血管系统和水肿及浆液渗出，主要表现为多发性神经炎、食欲不振、大便秘结，严重时可出现心力衰竭，孕妇缺乏维生素B_1，新生儿可患先天性脚气病，表现为哭声无力、神情萎靡、吸吮力弱、水肿、嗜睡。

刮痧穴位

胃经：足三里（外侧膝眼下直下3寸，距胫骨前嵴1横指处）

解溪（足踝关节前面横纹的中央，第2足趾直上两筋内）

三阴经：三阴交（下肢，内踝尖上2寸）

胆经：悬钟（外踝尖上2.5寸、大筋之间、腓骨后缘）

经外：八风（足五趾岐骨间、两组一共8个穴位）

刮痧顺序

第一步，用面刮法从上到下分段刮拭小腿正前方的足三里穴和小腿外侧的悬钟穴；

第二步，用面刮法或平面按揉法刮拭小腿内侧的三阴交穴；

第三步，用面刮法刮拭足背屈处的解溪穴，用垂直按揉法刮拭足五趾间的八风穴。

辅助食疗

宜食：黄豆、绿豆、小米、薏米、花生、猪肉、谷类的胚芽和外皮。

忌食：哈密瓜、蚕蛹、咖啡。

取穴　刮痧

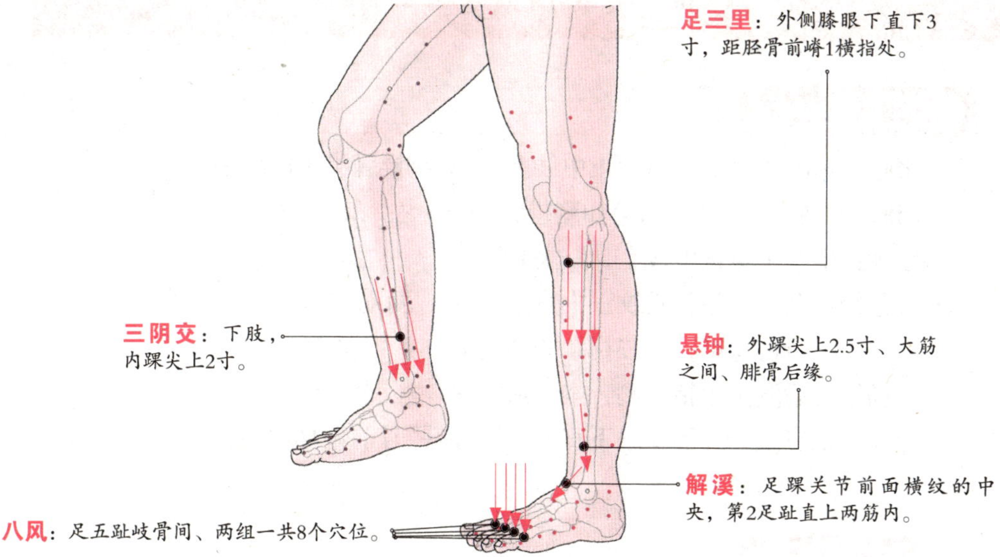

父母刮痧

时间	运板	次数
10～15分钟	面刮法 平面按揉法 垂直按揉法	20～30次

XINSHENGERHUANGDAN

新生儿黄疸

新生儿黄疸是指新生儿时期皮肤、黏膜及巩膜出现黄色的一种体征，发病原因较多，从中医角度来说主要分为湿热胎黄、寒湿胎黄、瘀血胎黄、胎黄动风四种类型，以目黄、身黄、小便黄为主要表现。轻度患儿将在出生2–3天后发黄，10天左右可自行消退，重者将会反复发作，应该赶快加以治疗。

刮痧穴位

督脉：至阳（背部，当后正中线上，第7胸椎棘突下凹陷中）

膀胱经：胆俞（背部,当第10胸椎棘突下，左右2指宽处）

任脉：中脘（腹正中线上、脐上4寸）

心包经：郄门（手腕横纹正中直上3.5寸、两筋之间）

劳宫（第二、三指掌关节之后、掌骨间）

小肠经：后溪（小指外侧，本节后陷中，握拳可得）

胃经：足三里（外侧膝眼下直下3寸，距胫骨前嵴1横指处）

刮痧顺序

第一步，用面刮法刮拭脊椎的至阳穴、胆俞穴，用同样的方法刮拭腹部的中脘穴；

第二步，用面刮法刮拭上臂的郄门穴和后溪穴，用平面按揉法刮拭劳宫穴；

第三步，用平面按揉法刮拭小腿正前方的足三里穴。

辅助食疗

干姜红糖茶：干姜2克，切成细薄片，加入滚开水冲泡，焖数分钟后加红糖10克，去渣代茶饮。每日1剂，10天为一疗程。

玉米心茶：玉米心20克、茶叶3克、红糖10克。共煎水，代茶饮，每日1剂，10天为一疗程。

取穴　刮痧

至阳：背部，当后正中线上，第7胸椎棘突下凹陷中。

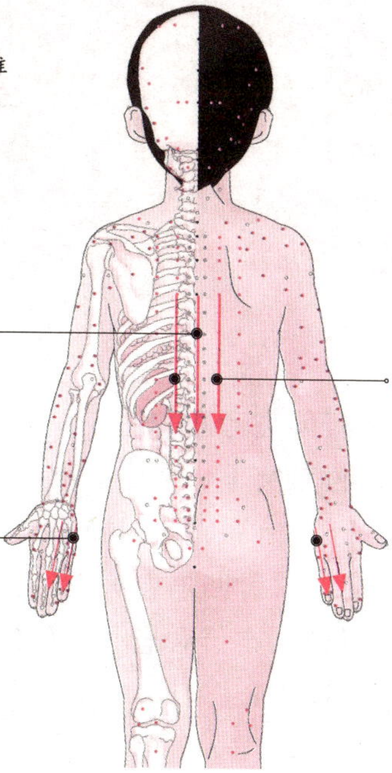

胆俞：背部，当第10胸椎棘突下，左右2指宽处。

后溪：小指外侧，本节后陷中，握拳可得。

足三里：外侧膝眼下直下3寸，距胫骨前嵴1横指处。

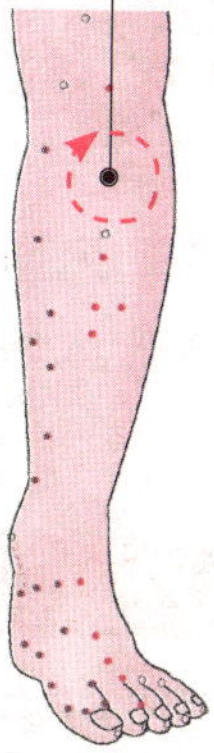

中脘：腹正中线上、脐上4寸。

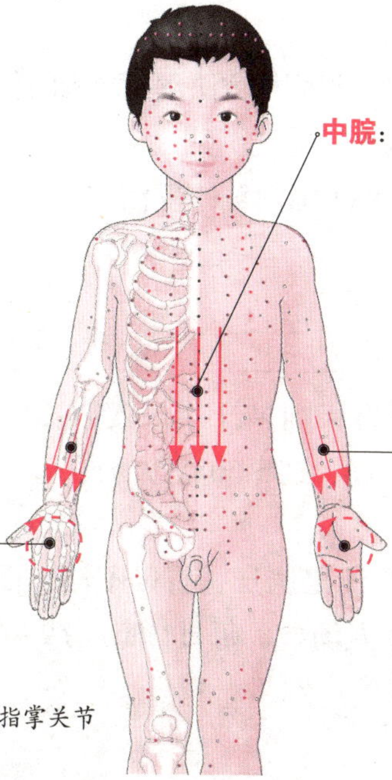

郄门：手腕横纹正中直上3.5寸、两筋之间。

劳宫：第二、三指掌关节之后、掌骨间。

父母刮痧

时间	运板	次数
10～15分钟	面刮法 平面按揉法	20～30次

DUOHAN

多汗

多汗多是由全身或局部汗腺分泌过多，多是由于生理性体温调节所需，如外界气温过高，穿衣服过多，剧烈活动，机体为了维持正常的体温，这是指生理性多汗，同时，其他病症，如小儿佝偻病、结核病、风湿热、神经系统疾病等可引起患儿多汗，在儿童多汗的情况下，睡眠时全身或半身出汗多。即为病理性多汗。

刮痧穴位

经外穴：喘息（第7颈椎棘突旁开0.7寸）
膀胱经：肾俞（第2腰椎棘突下，脊柱旁开1.2寸）
肾经：复溜（太溪穴上2寸，跟腱之前缘）
大肠经：合谷（第一、二掌骨凹陷中）
小肠经：后溪（小指外侧，本节后陷中，握拳可得）
任脉：气海（下腹部，脐下1寸）

刮痧顺序

第一步，用面刮法刮拭颈椎上的喘息穴，用同样方法刮拭腰椎的肾俞穴；
第二步，用平面按揉法刮拭小指外侧的后溪穴；
第三步，用面刮法刮拭小腹的气海穴和小腿内侧的复溜穴。

辅助食疗

气阴两虚型的小儿多汗，主要表现为寐则多汗，形瘦肢冷、神萎倦睡、口渴便干，可取黑豆30克，桂圆肉10克，红枣30克煮汤食，一日分2次食完，15天为一疗程。

营卫不和型的小儿多汗，主要表现为汁出遍身、胃口不佳、面色倦白等症状，可取黄芪15克，红枣20颗，加水煮汤食，每日1剂，分2～3次资助饮食。连服15天为一疗程。

取穴 刮痧

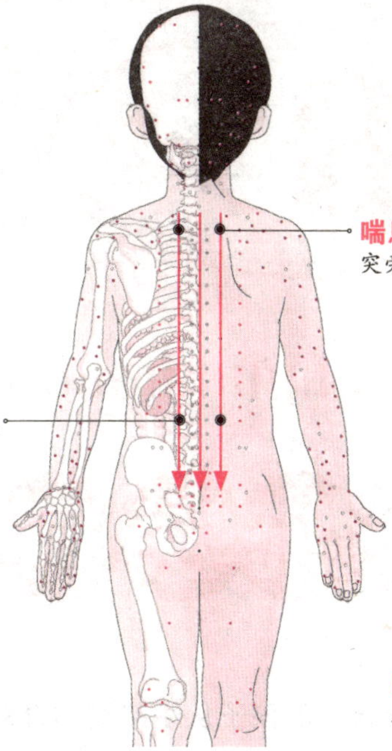

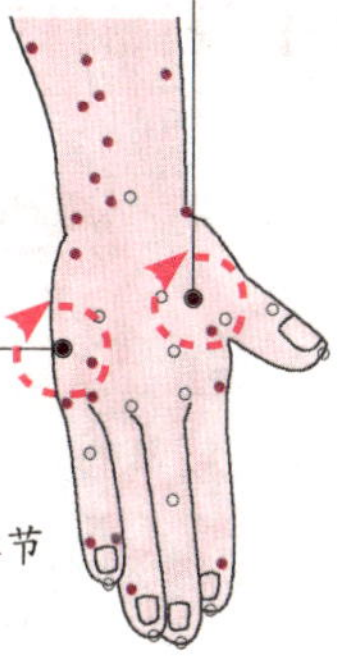

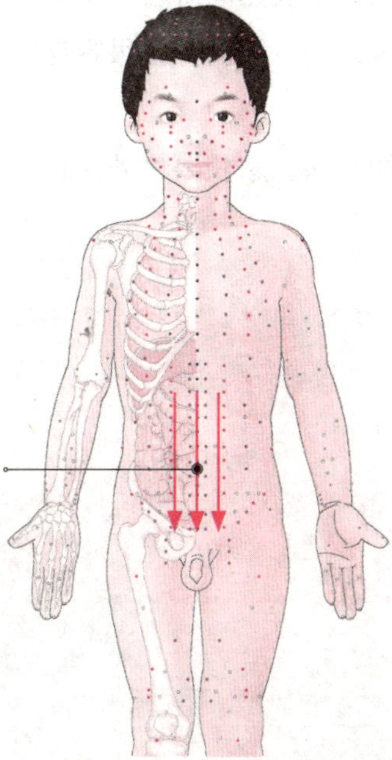

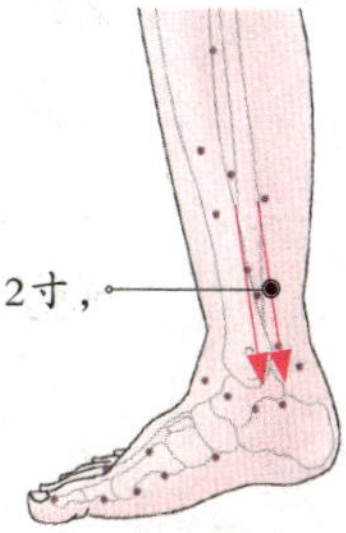

父母刮痧

时间	运板	次数
10～15分钟	面刮法 平面按揉法	20～30次

第8章

运动系统疾病

很多年轻父母想让自己的孩子从小接受体育锻炼，为的是让孩子能有个健康的身体，但儿童保健专家指出，儿童的骨骼发育还未完全成熟的阶段，从事某些剧烈运动，如长跑、负重运动、拔河等，很容易造成身体伤害。

因此，对于孩子运动系统疾病，家长要格外注意预防，及时进行治疗。

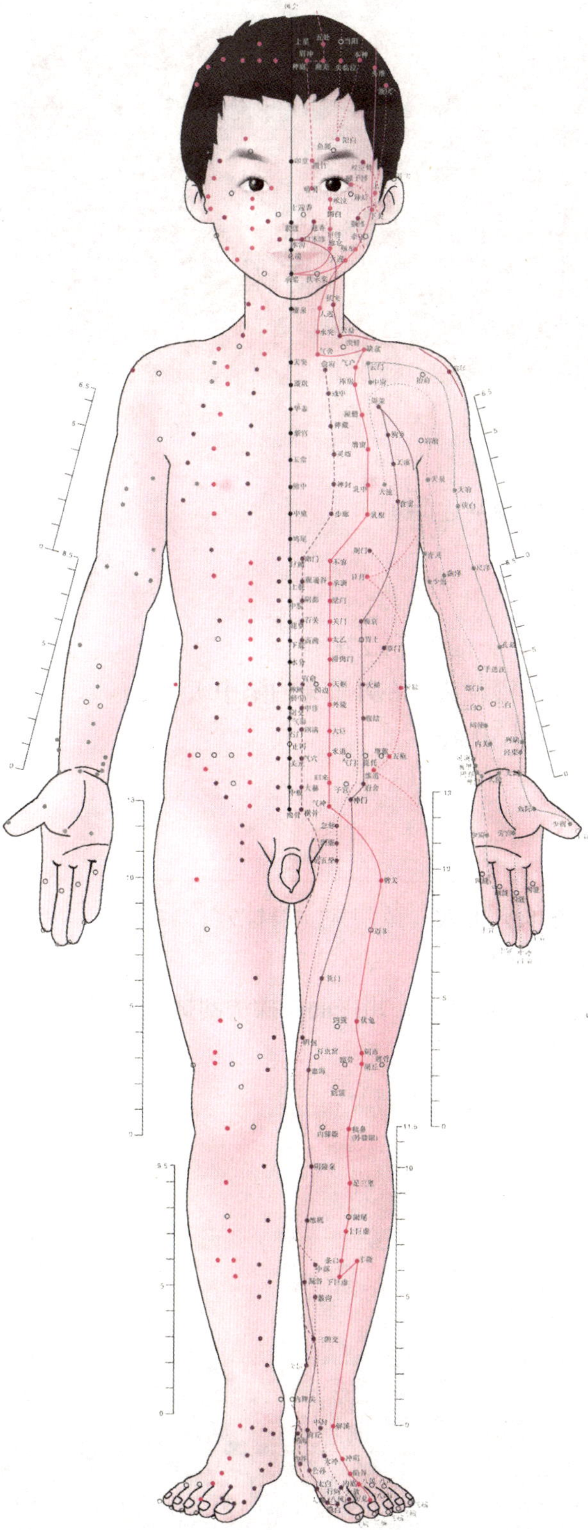

本章看点

XIAOERMABI JIXINGQI

小儿麻痹——急性期

小儿麻痹，又称脊髓灰质炎，是急性传染病，由病毒入侵血液循环系统引起，部分病毒可侵入神经系统。患者主要症状是发热，全身不适，严重时肢体疼痛，发生瘫痪，1岁至6岁的儿童易发病。

刮痧穴位

督脉：大椎（第7颈椎与第1胸椎棘突之间）
身柱（胸部，第3椎下）
命门（腰部骶后之下际)
膀胱经：风门（第2胸椎棘突下，脊椎旁开1.2寸）
大肠经：曲池（手心向里，屈肘横纹头，在外辅骨内陷中）
合谷（第一、二掌骨凹陷中)

刮痧顺序

第一步，用面刮法刮拭脊背部的大椎穴、风门穴、身柱穴；
第二步，用面刮法刮拭腰部的命门穴；
第三步，用面刮法刮拭前臂阳面的曲池穴，用平面按揉法刮拭合谷穴。

取穴 刮痧

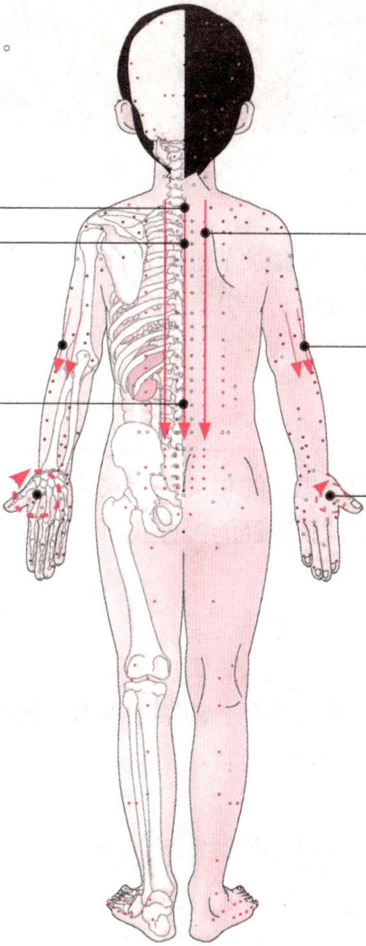

父母刮痧

时间	运板	次数
10～15分钟	面刮法 平面按揉法	20～30次

FENGSHIXINGGUANJIEYAN

风湿性关节炎

小儿的风湿性关节炎多以侵犯小关节为特点，并以急性者多见，主要为风湿热，严重时可发生关节肿胀、僵硬、畸形，甚至有腰酸背痛、筋脉聚集的症状。体质虚弱、腠理不密、卫外不固，风、寒、湿邪乘虚而入，流入经络、关节，导致气血运行不畅。

刮痧穴位

患病的相关关节穴位，如膝关节处的血海穴、梁丘穴、阳陵泉穴。

膀胱经：大杼（脊柱棘突、旁开1.2寸）

刮痧顺序

第一步，用面刮法刮拭患病的相关关节穴位；

第二步，用面刮法刮拭膀胱经的大杼穴。

辅助食疗

宜食：韭菜、香菜、葱、芹菜、油菜、木瓜、低盐。

忌食：公鸡、鲤鱼、牛奶、肉食。

川芎茶：川芎3克、茶叶6克。共研细末，和匀，开水冲泡，代茶频饮。每月1次，常服。

取穴 刮痧

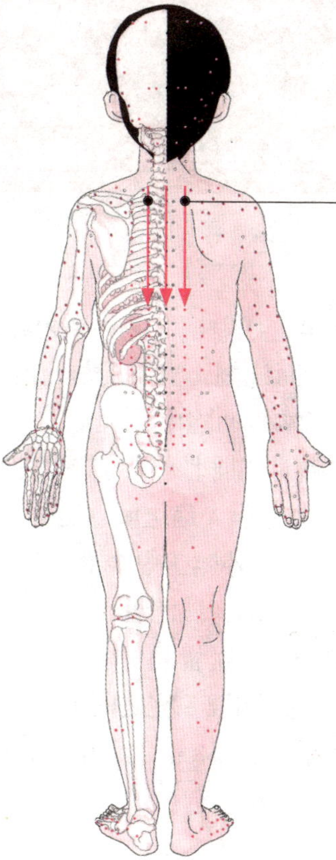

大杼：脊柱棘突、旁开1.2寸。

血海：下肢膑骨内上缘1.5寸，股内肌的隆起上。

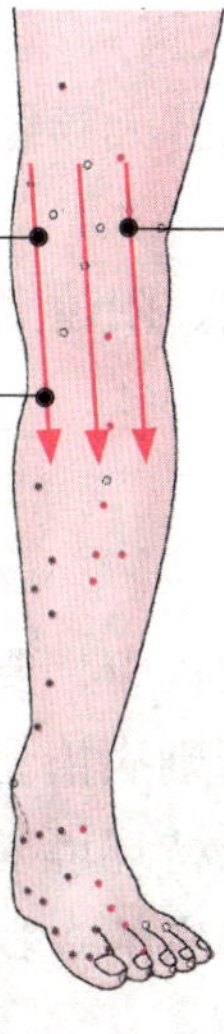

梁丘：屈膝，大腿前面，当髂前上棘与髌底外侧端的连线上，髌底上1.5寸。

阴陵泉：胫骨内侧踝下缘凹陷中。

父母刮痧

时间	运板	次数
10～15分钟	面刮法	20～30次

XIAOWUDAOBING

小舞蹈病

小舞蹈病主要是由于与风湿热有关的弥漫性脑病变，累及大脑、小脑、基底神经、脑干等，主要表现为全身或部分肌肉呈不自主地、不协调地运动，多见于四肢和面部，肢体屈曲、伸直、内收、外展等动作交替出现，面部肌肉抽搐可引起奇异面容，皱眉闭眼、耸肩缩颈、伸舌歪嘴、语言障碍。

刮痧穴位

大肠经：曲池（手心向里，屈肘横纹头，在外辅骨内陷中）

手三里（前臂背面桡侧，当阳溪与曲池连线上，肘横纹下2寸）

合谷（第一、二掌骨凹陷中）

胆经：阳陵泉（小腿外侧，当腓骨小头前下方凹陷处）

绝骨（外踝尖上2.5寸、大筋之间、腓骨后缘）

风市（膝上5寸，大腿外侧正中线上）

风池（项部，风府穴两旁凹陷处）

肝经：太冲（足部，第一、二趾骨间）

督脉：大椎（第7颈椎与第1胸椎棘突之间）

胃经：足三里（外侧膝眼下直下3寸，距胫骨前嵴1横指处）

刮痧顺序

第一步，用面刮法刮拭后颈部的风池穴、大椎穴；

第二步，用疏理经气法从上而下刮拭手前臂大肠经的曲池穴、手三里穴，用平面按揉法刮拭合谷穴；

第三步，用面刮法刮拭腿部外侧的风市穴、阳陵泉穴和绝骨穴，用同样的方法刮拭小腿正前方的足三里穴；

第四步，用垂直按揉法刮拭足背的太冲穴。

注意：家长给孩子治疗儿童小舞蹈病的过程中，要注意坚持通过刮痧给孩子治疗，不能症状一缓解就停止刮痧，否则病情易复发，并可引起其他并发症。舞蹈病发作期，应该卧床休息，保持环境安静，避免光线和噪声的刺激，在饮食上可吃些容易消化和营养丰富的食物，鼓励孩子加强身体锻炼，提高机体的抗病能力，早日恢复健康。

取穴 刮痧

风池：项部，风府穴两旁凹陷处。

大椎：第7颈椎与第1胸椎棘突之间。

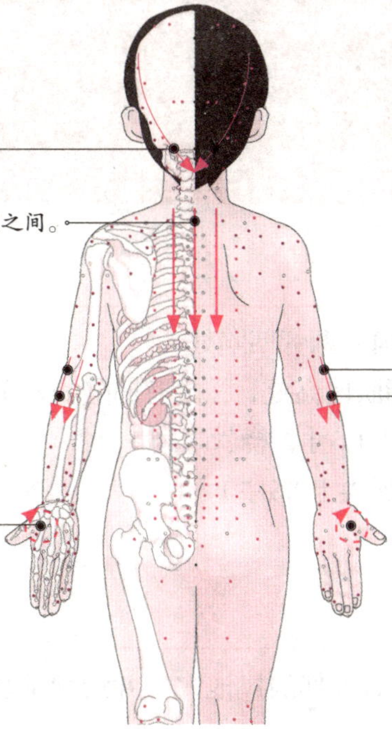

曲池：手心向里，屈肘横纹头，在外辅骨内陷中。

手三里：前臂背面桡侧，当阳溪与曲池连线上，肘横纹下2寸。

合谷：第一、二掌骨凹陷中。

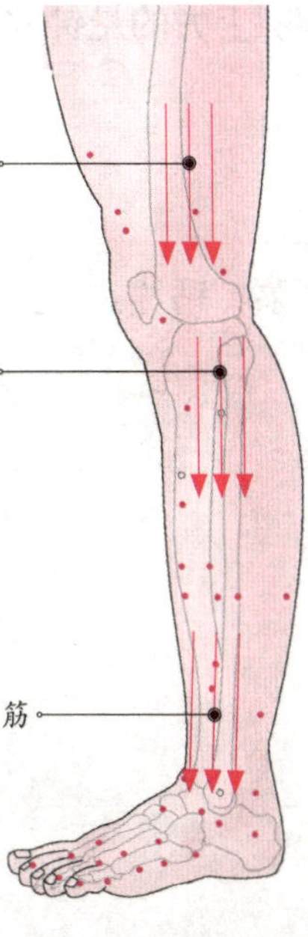

风市：膝上5寸，大腿外侧正中线上。

阳陵泉：小腿外侧，当腓骨小头前下方凹陷处。

绝骨：外踝尖上2.5寸、大筋之间、腓骨后缘。

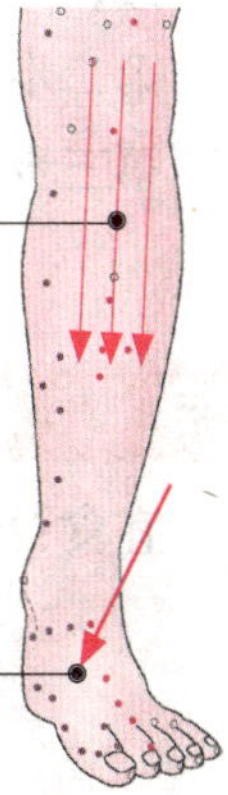

足三里：外侧膝眼下直下3寸，距胫骨前嵴1横指处。

太冲：足部，第一、二趾骨间。

父母刮痧

时间	运板	次数
10～15分钟	疏理经气法 面刮法 平面按揉法 垂直按揉法	20～30次

LAOZHEN

落枕

落枕或称“失枕”，是一种常见病，主要表现为入睡前并无任何症状，晨起后却感到项背部明显酸痛，颈部活动受限，病因一般起于睡眠之后，与睡枕及睡眠姿势有密切关系，因此预防落枕很重要，首先枕头不宜过高过硬，睡觉时被子盖好颈部，夏不吹扇，冬不对窗，并经常给孩子做颈部的刮痧运动。

刮痧穴位

胆经：风池（项部，风府穴两旁凹陷处）

肩井（颈外1横指肌肉高处，按之有凹陷为穴）

三焦经：外关（阳池穴上1.5寸，桡骨之间）

胆经：悬钟（下肢，外踝尖上2.5寸）

刮痧顺序

第一步，用面刮法刮拭后颈部的风池穴，并沿颈椎从上往下刮拭风池穴一带；

第二步，用面刮法刮拭腕关节的背面的外关穴；

第三步，用面刮法刮拭小腿外侧的外脚踝上方的悬钟穴。

辅助食疗

宜食：骨头汤、牛奶、豆制品、新鲜蔬菜、钙片。

取穴 刮痧

风池：项部，风府穴两旁凹陷处。

肩井：颈外1横指肌肉高处，按之有凹陷为穴。

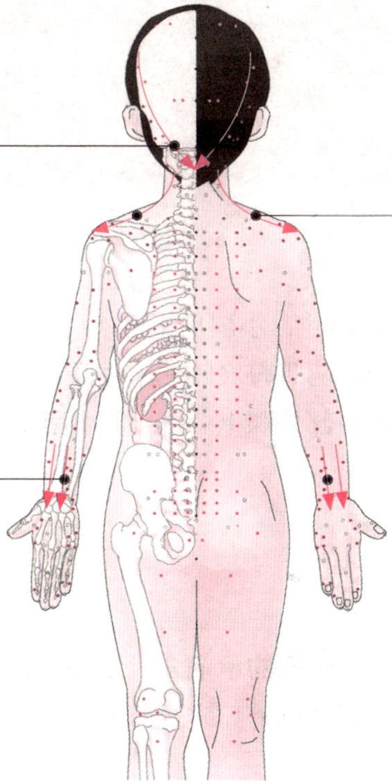

外关：阳池穴上1.5寸，桡骨之间。

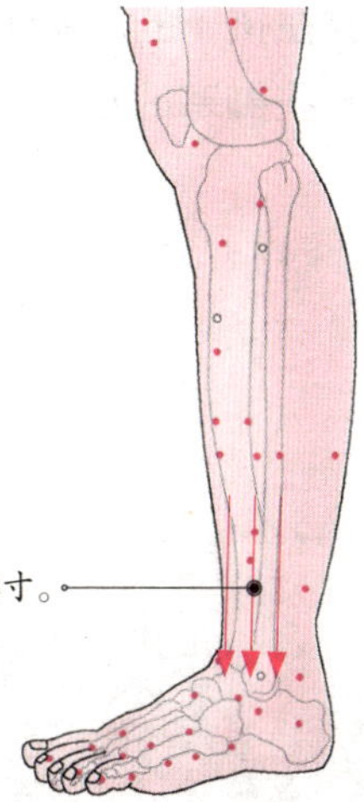

悬钟：下肢，外踝尖上2.5寸。

父母刮痧

时间	运板	次数
10～15分钟	面刮法	20～30次

FEICHANGJIJINGLUAN

腓肠肌痉挛

腓肠肌痉挛俗称“腿肚抽筋”，是由于突然受到风寒、冷水刺激或缺钙等原因而引发的小腿肚抽筋，主要表现为发作时局部疼痛难忍、腿不能伸直。此症采用刮痧疗法的效果最好。

刮痧穴位

膀胱经：承筋（委中穴下3.5寸，小腿后上部）

承山（小腿腓肠肌两肌腹之间凹陷的顶端）

胆经：外丘（小腿前外侧中部外踝上5寸、腓骨后缘）

经外：外踝尖（外踝骨尖上）

刮痧顺序

第一步，用面刮法刮拭小腿阴面的承筋穴、承山穴位；

第二步，用面刮法刮拭小腿外侧外丘穴至外踝尖穴一带的位置。

治病提示

家长在孩子睡眠之前将适温的暖水袋放在孩子的小腿上，让热水袋促进孩子腿部的血液循环，平时多给孩子吃一些御寒的食物，经常锻炼，腿肚抽筋就会慢慢痊愈。

取穴 刮痧

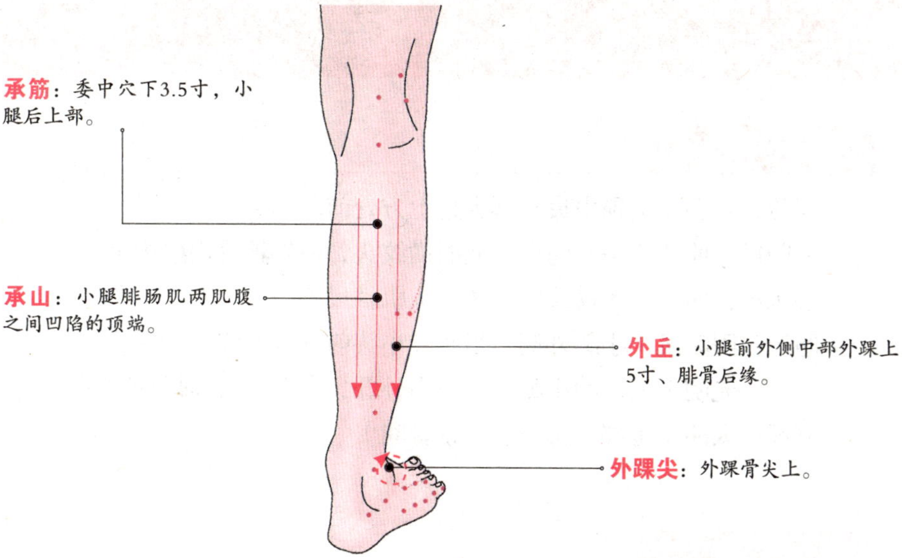

父母刮痧

时间	运板	次数
10～15分钟	面刮法 平面按揉法	20～30次

XIAOERJINGFENG

小儿惊风

小儿惊风又称为“小儿惊厥”，是一种小儿常见病，对年龄越小的孩子危害越大。主要症状表现为发病时四肢抽搐，伴高热、神昏。发病急骤的叫“急惊风”，可见于脑炎及其他传染性或感染性疾病。手足徐动，发病缓慢，不伴高热神昏的叫“慢惊风”，见于缺钙、脱水、营养不良等。凡抽搐病因已明确诊断者，及大脑发育不全、脑性瘫痪皆可照此刮痧治疗。

刮痧穴位

督脉：百会（头顶中央，耳尖直上方处前对鼻尖）

大肠经：曲池（手心向里，屈肘横纹头，在外辅骨内陷中）

心包经：曲泽（肘横纹中，肱二头肌腱尺侧缘）

胆经：阳陵泉（小腿外侧，当腓骨小头前下方凹陷处）

光明（人体的小腿外侧，当外踝尖穴上5寸，腓骨前缘）

肝经：太冲（足部，第一、二趾骨间）

刮痧顺序

第一步，用角刮法刮拭头顶部的百会穴；

第二步，用面刮法刮拭手臂屈肘处的曲池穴和手臂阴面的曲泽穴；

第三步，用面刮法刮拭小腿外侧的阳陵泉穴和光明穴；

第四步，用垂直按揉法刮拭足部太冲穴。

辅助食疗

竹叶粳米粥：淡竹叶30克、粳米50克、冰糖适量。先将淡竹叶加水煎汤取汁，加入粳米煮成粥，拌入冰糖调味食用。每天2次，早晚食用，连食1周。

取穴　刮痧

百会：头顶中央，耳尖直上方处前对鼻尖。

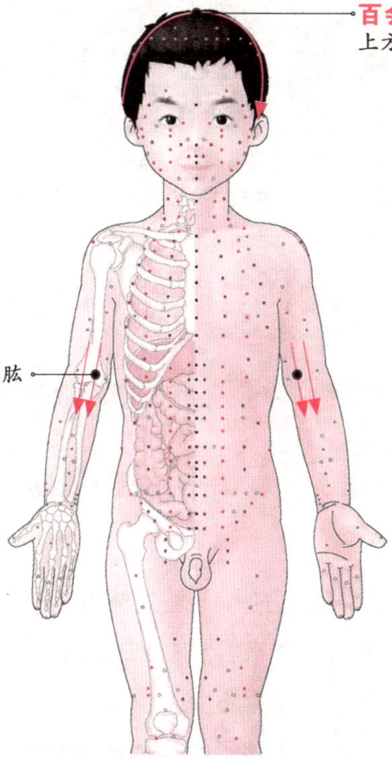

曲泽：肘横纹中，肱二头肌腱尺侧缘。

曲池：手心向里，屈肘横纹头，在外辅骨内陷中。

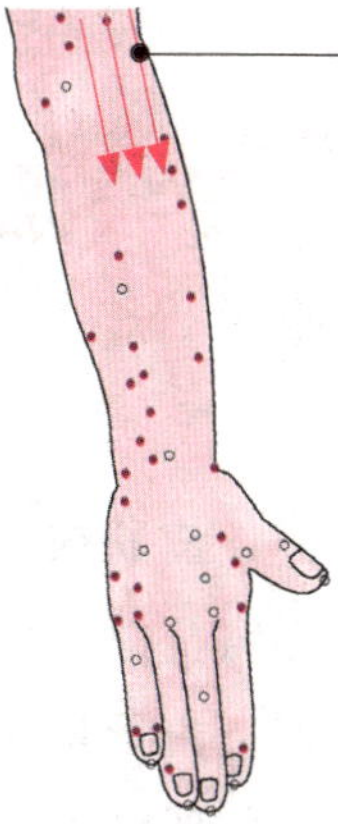

阳陵泉：小腿外侧，当腓骨小头前下方凹陷处。

光明：人体的小腿外侧，当外踝尖穴上5寸，腓骨前缘。

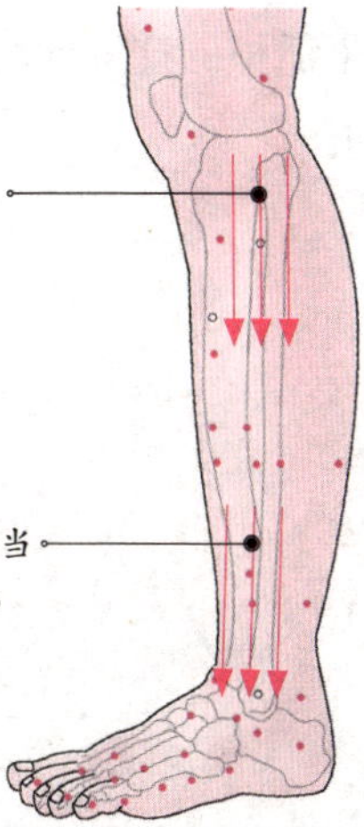

太冲：足部，第一、二趾骨间。

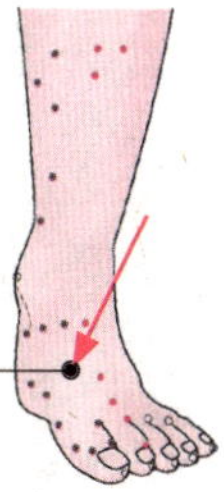

父母刮痧

时间	运板	次数
10～15分钟	角刮法 面刮法 垂直按揉法	20～30次

第9章

外科及皮肤疾病

皮肤被称为人体的『第三脑』，是人体最大的器官，由于暴露在人体表面，非常容易受到伤害；同时，由于儿童的组织较脆弱，发育不完全，患外科疾病的风险较成人更高。所以对于孩子的皮肤疾病和外科疾病要格外注意预防和治疗。

本章从孩子可能遇到的脑震荡、荨麻疹以及小儿湿疹等病症出发，将孩子日常生活中的这些问题以刮痧的方式对症治疗，真正做到根治、全治。

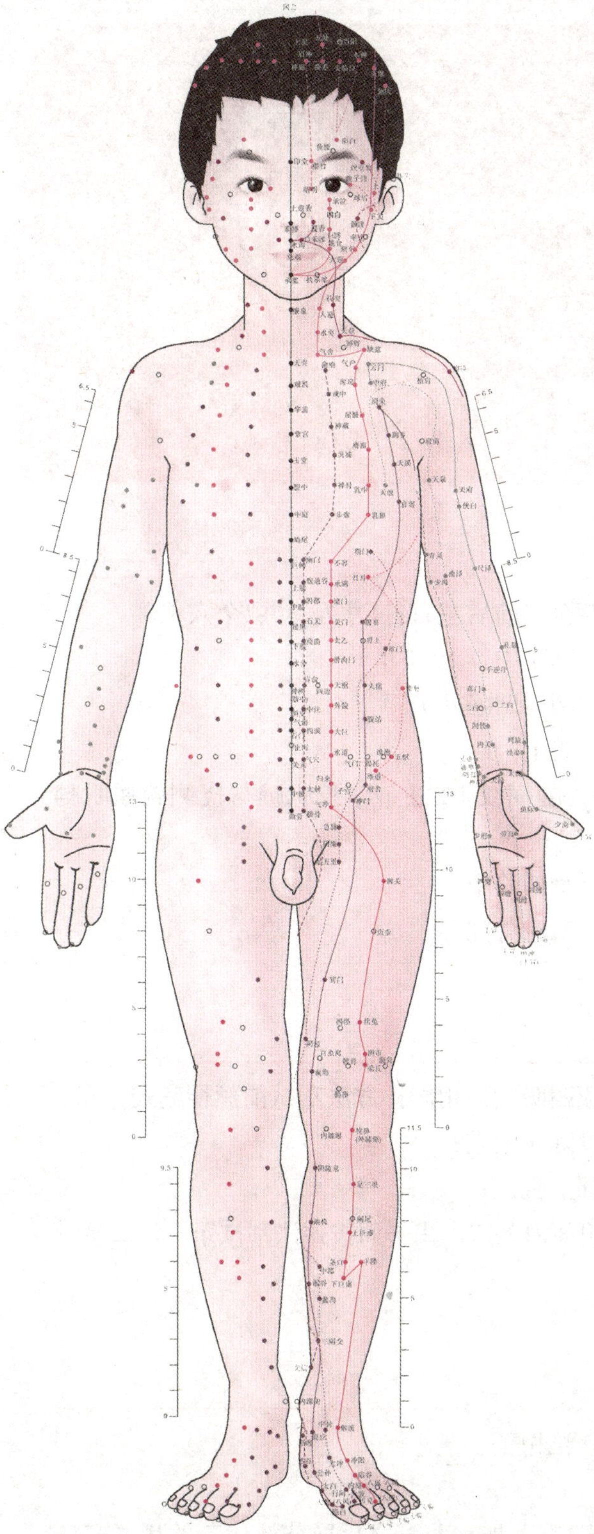

本章看点

NAOZHENDANG

脑震荡

儿童脑震荡常常是由于家长在看护儿童的过程中，由一些被忽视的动作引起的，比如：为哄孩子高兴，将孩子抛高，剧烈摇晃孩子，孩子的各个组织较为柔软，头部相对大而重，颈部软弱，一旦遇到剧烈震动，都很容易导致孩子脑震荡。脑震荡的主要病理变化是脑组织水肿，受伤的病人可出现短暂的神志恍惚或意识丧失，病人会出现头痛、头昏、恶心、呕吐、面色苍白、嗜睡或抽筋等症状。

刮痧穴位

经外：四神聪（头顶部，百会穴前后左右各1寸处，共4个穴位）

督脉：神庭（头部，当前发际正中直上0.5寸）

胆经：风池（项部，风府穴两旁凹陷处）

任脉：中脘（腹正中线上、脐上4寸）

心包经：内关（前臂掌侧，腕横纹上2寸，掌长肌腱与桡侧腕屈肌腱之间）

大肠经：合谷（第一、二掌骨凹陷中）

肝经：太冲（足部，第一、二趾骨间）

刮痧顺序

第一步，用角刮法刮拭头顶四聪穴，用同样方法刮拭前额神庭穴；

第二步，用面刮法刮拭后发际风池穴；

第三步，用面刮法刮拭腹部上脘穴；

第四步，面刮法刮拭前臂阴面内关穴，用平面按揉法刮拭第一、二掌骨间的合谷穴。

辅助食疗

宜食：山楂、葡萄、黑豆、枸杞子、鱼。

忌食：盐。

川芎茶：取川芎6克，绿茶3克，加水煎煮之后取药汁代茶饮用。有活血止痛、行气解郁的功效，适用于瘀血阻滞所引起的头痛症状。

取穴　刮痧

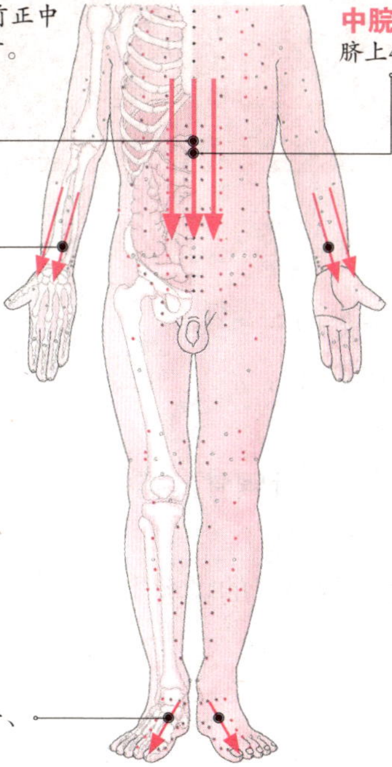

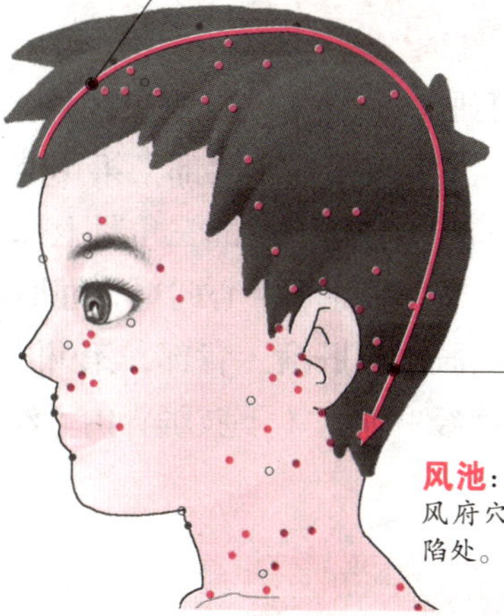

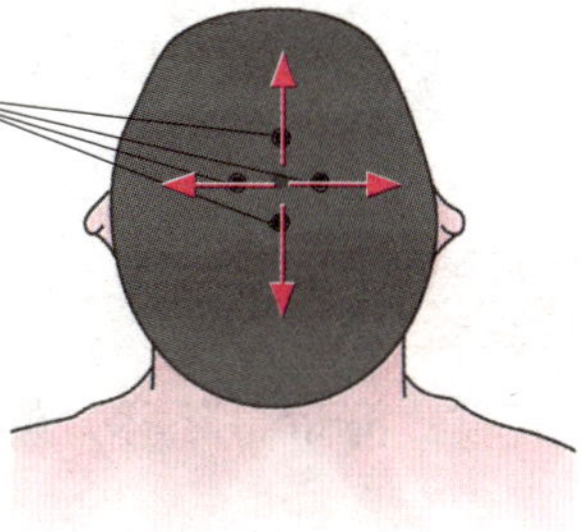

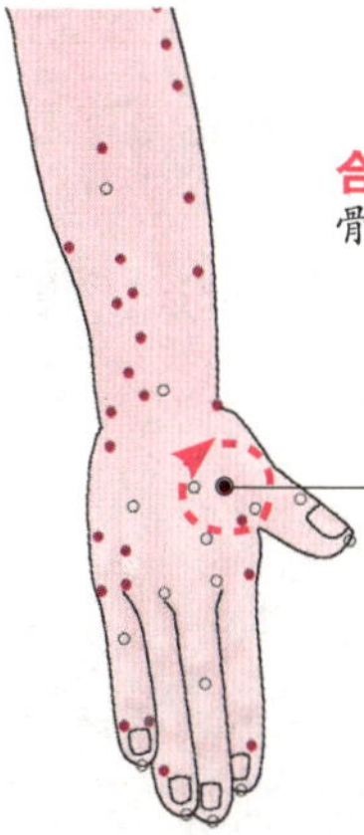

父母刮痧

时间	运板	次数
10～20分钟	角刮法 面刮法	20～30次

XUNMAZHEN

荨麻疹

荨麻疹是一种过敏性皮肤病，中医认为风邪为主要的发病因素，同时又与饮食有着密切的关系。儿童过量摄入荤腥、厚味或者肠道内有寄生虫都有可能发病，主要表现为局部性水肿，并伴有瘙痒和烧灼的感觉。

刮痧穴位

督脉：百会（头顶中央，耳尖直上方处前对鼻尖）
大肠俞（腰部，第16椎下，旁开1.2寸）
肩髃（肩部三角肌上部中央）
曲池（手心向里，屈肘横纹头，在外辅骨内陷中）
膀胱经：肝俞（背部，第9椎下，旁开1.2寸）
脾经：血海（下肢膑骨内上缘1.5寸，股内肌的隆起上）

刮痧顺序

第一步，用角刮法刮拭头顶的百会穴；
第二步，用面刮法从上往下刮拭肩髃穴至曲池穴；
第三步，用面刮法刮拭脊椎部的肝俞穴，用同样方法刮拭腿部的血海穴。

辅助食疗

宜食：海带、芝麻、黄瓜、绿豆、薏米。

注意：家长平时要经常锻炼孩子的皮肤，降低孩子皮肤的过敏度，鼓励孩子用冷水洗脸洗手，冬天注意不要让孩子过分保暖。

取穴 刮痧

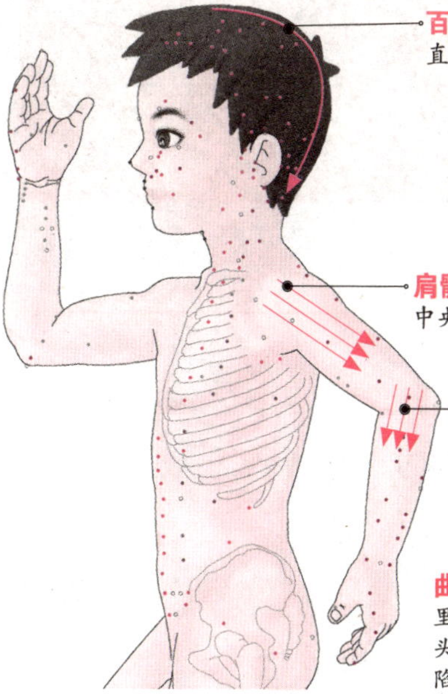

百会：头顶中央，耳尖直上方处前对鼻尖。

肩髃：肩部三角肌上部中央。

曲池：手心向里，屈肘横纹头，在外辅骨内陷中。

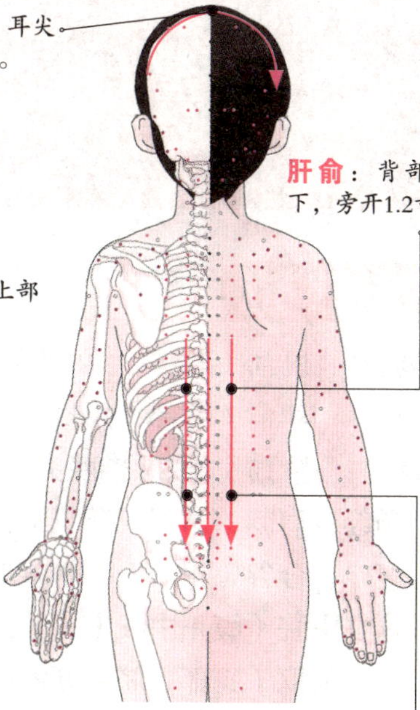

肝俞：背部，第9椎下，旁开1.2寸。

大肠俞：腰部，第16椎下，旁开1.2寸。

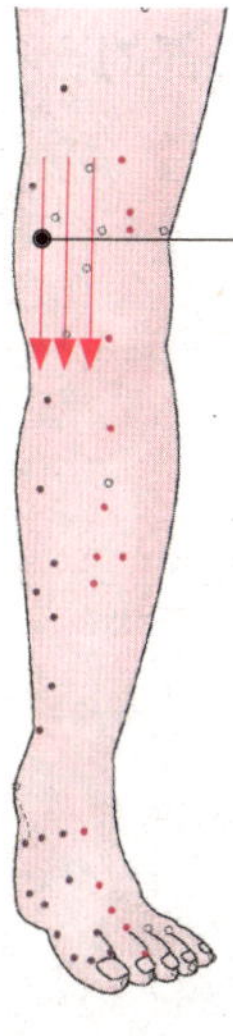

血海：下肢膑骨内上缘1.5寸，股内肌的隆起上。

父母刮痧

时间	运板	次数
10～15分钟	角刮法 面刮法	20～30次

XIAOERSHIZHEN

小儿湿疹

湿疹是小儿常见皮肤病之一，主要是由湿邪引起，以出现各种疾病的瘙痒性皮疹为特征。主要表现为皮红起疹、瘙痒不休，严重时可发展为脓包、溃疡。婴儿湿疹多见于6个月内，且人工喂养的孩子易患此病。

刮痧穴位

膀胱经：肝俞（背部，第9椎下，旁开1.2寸）
脾俞（背部，第11椎下，旁开1.2寸）
肾俞（第2腰椎棘突下，脊柱旁开1.2寸）
大肠经：肩髃（肩部三角肌上部中央）
合谷（第一、二掌骨凹陷中)
任脉：中脘（腹正中线上、脐上4寸）
胃经：天枢（腹部，脐旁开2寸，腹直肌外缘）

刮痧顺序

第一步，用角刮法刮拭肩关节上的肩髃穴；
第二步，用面刮法刮拭脊椎的肝俞穴至肾俞穴；
第三步，用平面按揉法刮拭第一、二掌骨结合部的合谷穴。

辅助食疗

宜食：干酵母、马铃薯、鸡肉、香蕉、核桃。
忌食：牛奶、辛辣。

取穴　刮痧

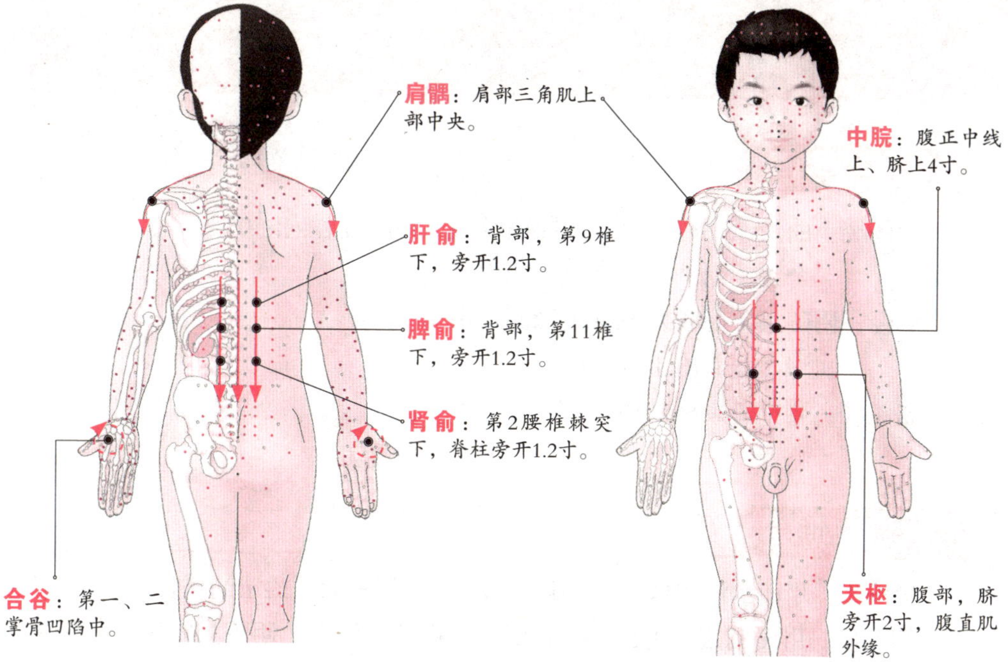

父母刮痧

时间	运板	次数
10～15分钟	角刮法 平面按揉法	20～30次

XIAOERDANDU

小儿丹毒

小儿丹毒是儿科当中的常见病、多发病，多因血分有热，火毒侵犯肌肤，或由于皮肤黏膜破伤染毒而发病。若兼感湿邪，郁蒸血分，经常复发，缠绵不愈。发于头面上肢者多为热毒，发于下肢者多兼湿热。主要表现为患儿身体局部红肿热痛、疮面有坏死组织，同时伴有恶寒发热、纳差、大便干燥。

刮痧穴位

大肠经：曲池（手心向里，屈肘横纹头，在外辅骨内陷中）

合谷（第一、二掌骨凹陷中）

脾经：阴陵泉（胫骨内侧踝下缘凹陷中）

血海（髌骨内上缘2寸）

膀胱经：委中（腘横纹中央）

刮痧顺序

第一步，用面刮法刮拭前臂阳面的曲池穴，用平面按揉法刮拭合谷穴；

第二步，用面刮法从上而下刮拭腿部内侧的血海穴、阴陵泉穴；

第三步，用面刮法刮拭小腿后侧的委中穴。

辅助食疗

生姜9克，蜂蜜少许。将生姜焙干研细末，与蜂蜜调匀涂擦患处。本方有祛风燥湿之功效，主治风热、湿热之邪引发的丹毒。

取穴　刮痧

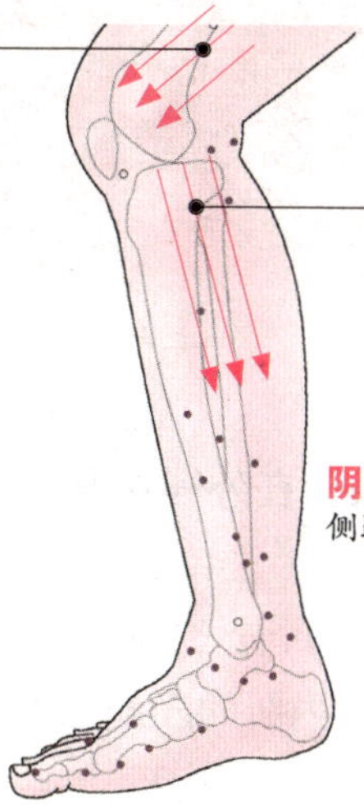

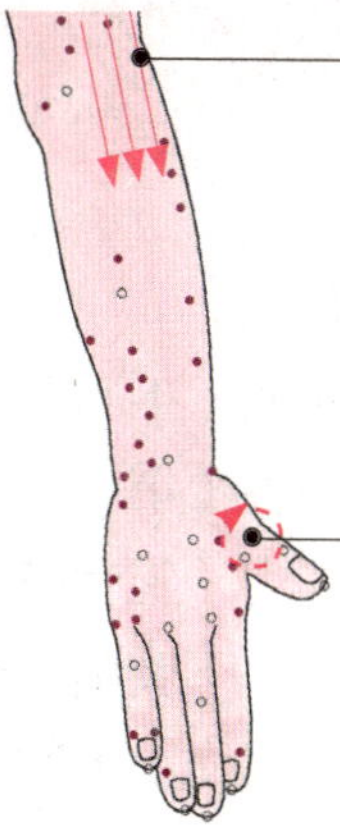

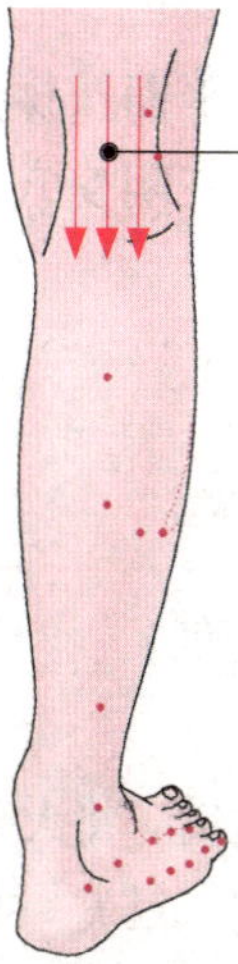

父母刮痧

时间	运板	次数
10～15分钟	平面按揉法 面刮法	20～30次

XIAOERDAIZHUANGPAOZHEN

小儿带状疱疹

带状疱疹是由水痘带状疱疹病毒引起的急性炎症性皮肤病，俗称“蜘蛛疮”，主要表现为簇集水泡，沿一侧周围神经作群集带状分布，伴有明显神经痛。初次感染表现为水痘，以后病毒可长期潜伏在脊髓后根神经节，免疫功能减弱可诱发水痘带状疱疹病毒再度活动，生长繁殖，沿周围神经波及皮肤，发生带状疱疹。

刮痧穴位

大肠经：曲池（手心向里，屈肘横纹头，在外辅骨内陷中）

合谷（第一、二掌骨凹陷中）

三焦经：支沟（腕背横纹上3寸，桡骨与尺骨之间）

脾经：血海（下肢膑骨内上缘1.5寸，股内肌的隆起上）

足阴经：三阴交（下肢，内踝尖上2寸）

肝经：太冲（足部，第一、二趾骨间）

刮痧顺序

第一步，用面刮法刮拭曲池穴、支沟穴，用平面按揉法刮拭合谷穴；

第二步，用面刮法刮拭腿部内侧的血海穴、三阴交穴；

第三步，用垂直按揉法刮拭足背上的太冲穴。

辅助食疗

忌食：辛辣、油腻、牛奶、石榴、芋头、菠菜。

取大青叶15克、柴胡15克、粳米30克、白糖适量。将大青叶、柴胡加水250毫升，煎至200毫升，再把粳米、白糖加入煮成稀粥。每天一剂，连服5～6天。

取穴　刮痧

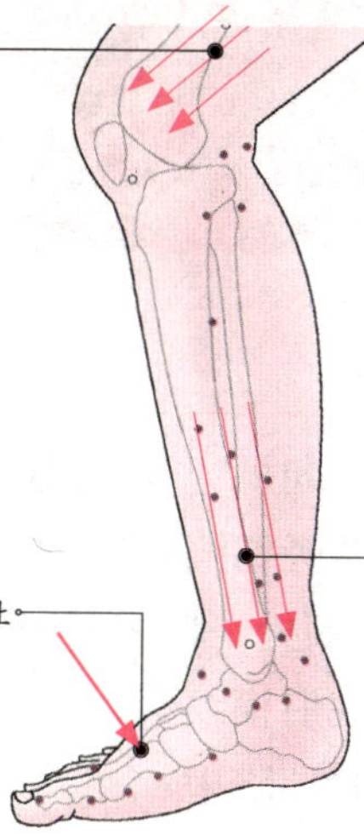

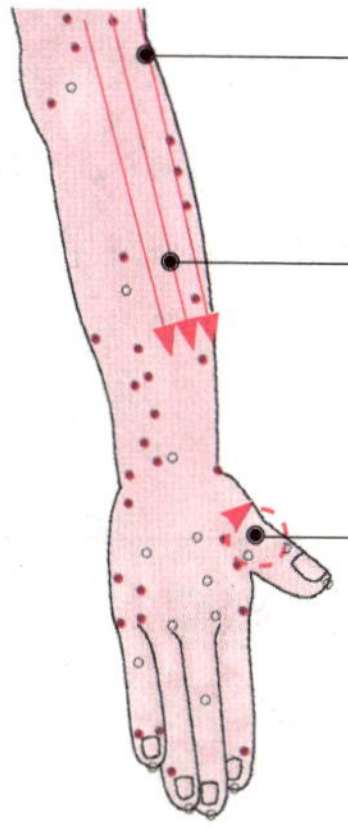

父母刮痧

时间	运板	次数
10～15分钟	面刮法 垂直按揉法	20～30次

ERTONGDIFANGXINGJIAZHUANGXIANZHONG

儿童地方性甲状腺肿

地方性甲状腺肿也称缺碘性甲状腺肿，在流行地区，男女老幼都有可能患病，主要原因是土壤、水以及食物中缺碘造成的，表现为甲状腺肿大，并且儿童会有发育迟缓、个子矮小、智力落后，易疲劳等状况，现多采用食盐加碘的做法，效果显著。

刮痧穴位

膀胱经：天柱（项部，哑门穴向外旁开1寸处）

胆经：风池（项部，风府穴两旁凹陷处）

肩井（颈外1横指肌肉高处，按之有凹陷为穴）

大肠经：曲池（手心向里，屈肘横纹头，在外辅骨内陷中）

合谷（第一、二掌骨凹陷中）

胃经：足三里（外侧膝眼下直下3寸，距胫骨前嵴1横指处）

刮痧顺序

第一步，用面刮法刮拭后脑部的天柱穴、风池穴一带；

第二步，用面刮法刮拭肩上的肩井穴一带；

第三步，用面刮法刮拭小手臂仰面的曲池穴，用平面按揉法刮拭合谷穴；

第四步，用平面按揉法刮拭小腿正前方的足三里穴。

辅助食疗

宜食：海带、紫菜、虾米、海蜇、淡菜。

忌食：豆类、核桃、花生、卷心菜。

取穴　刮痧

风池：项部，风府穴两旁凹陷处。

天柱：项部，哑门穴向外旁开1寸处。

肩井：颈外1横指肌肉高处，按之有凹陷为穴。

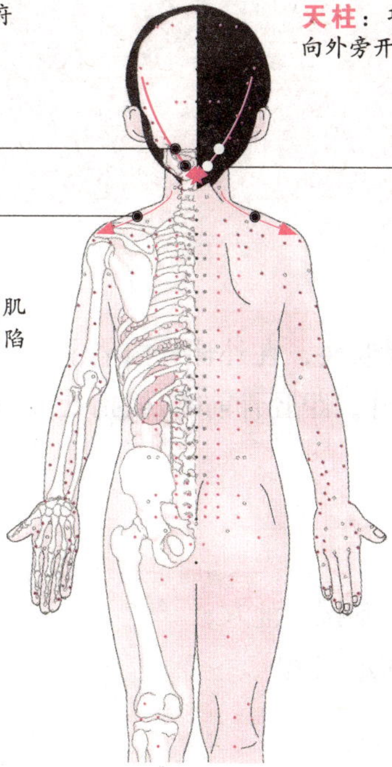

足三里：外侧膝眼下直下3寸，距胫骨前嵴1横指处。

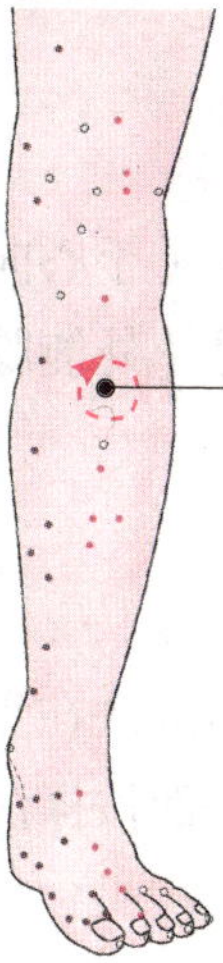

曲池：手心向里，屈肘横纹头，在外辅骨内陷中。

合谷：第一、二掌骨凹陷中。

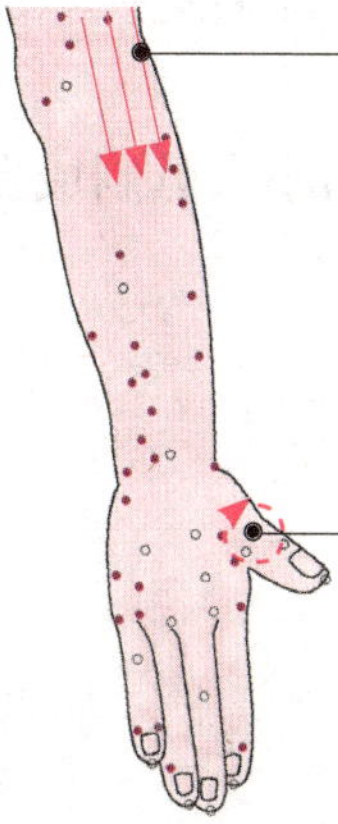

父母刮痧

时间	运板	次数
10～20分钟	平面按揉法 面刮法	20～30次

DONGCHUANG

冻疮

冻疮是冬天的常见病，由于儿童对寒冷的气候抵抗力弱，且皮肤娇嫩，因此在冬天易患冻疮，并且在春天天气转暖后才能痊愈。冻疮经常发于手、脚、面颊、耳等暴露在外界的部位，初起为局限性蚕豆至指甲盖大小紫红色肿块或硬结，边缘鲜红，中央青紫，触之冰冷，压之退色，去压后恢复较慢，局部有胀感、瘙痒，遇热后更甚，严重者可有水疱，破溃后形成溃疡、经久不愈。

刮痧穴位

大肠经：曲池（手心向里，屈肘横纹头，在外辅骨内陷中）

胃经：足三里（外侧膝眼下直下3寸，距胫骨前嵴1横指处）

刮痧顺序

第一步，用面刮法在手臂从上往下刮拭曲池穴；

第二步，用平面按揉法刮拭下肢的足三里穴。

辅助食疗

1. 当归枣：当归15克、红枣10克、山楂15克。将红枣泡发洗净与当归、山楂一起置入砂锅中，加水煮沸，改文火煮1小时，即成，喝汤吃枣。

2. 萝卜法：将萝卜切厚片，煮熟趁热贴敷患处，凉后更换。连敷3～4天可愈。

3. 生姜法：将生姜剁碎后，将其汁挤出，然后用小火熬制成稠状，每天将稠状液涂于患处。

取穴 刮痧

曲池：手心向里，屈肘横纹头，在外辅骨内陷中。

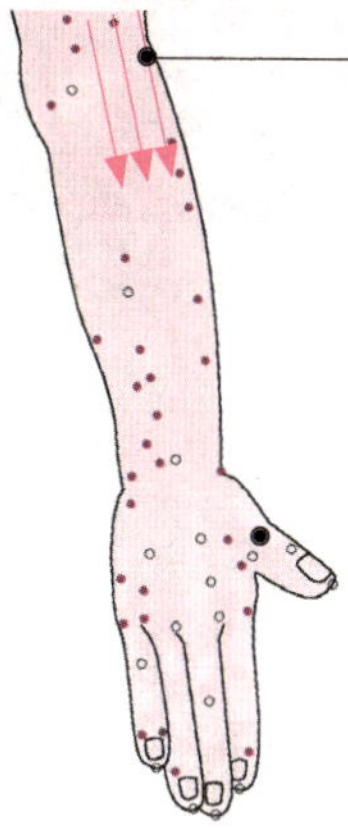

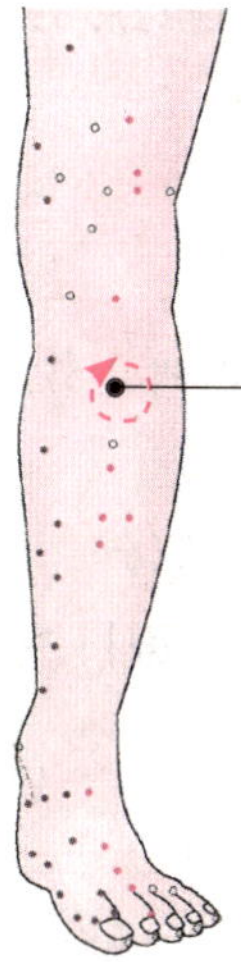

足三里：外侧膝眼下直下3寸，距胫骨前嵴1横指处。

父母刮痧

时间	运板	次数
10～15分钟	面刮法 平面按揉法	20～30次

XIAOERPUOSHANGFENG

小儿破伤风

破伤风是由破伤风杆菌所引起的一种急性疾病，这种细菌广泛存在于泥土和人畜粪便中，它可通过破损的皮肤和黏膜侵入人体，并在伤口深部缺氧的环境中生长繁殖，产生大量破伤风杆菌病毒，作用于神经系统，引起全身特异性感染，并且有一种特殊的破伤风，是由于新生儿断脐所致，俗称脐风、撮口，因其常在断脐后7日左右发病，故又称“七日风”。

刮痧穴位

任脉：神阙（腹部与脐同高中央）

肾经：然谷（足内踝前下方）

刮痧顺序

第一步，用面刮法刮拭肚脐的神阙穴；

第二步，用面刮法刮拭小足内侧的然谷穴。

辅助食疗

1. 蝉蜕、葱汁各适量。以葱汁调蝉退蜕外敷患处，并以葱60克，蝉蜕12克煎服。

2. 杏仁50克、酒500毫升，杏仁研碎，生用，不去皮尖，蒸后晾干再细研过，入酒，绞取汁，再服50毫升，每日2~3次，并摩敷疮上。

取穴　刮痧

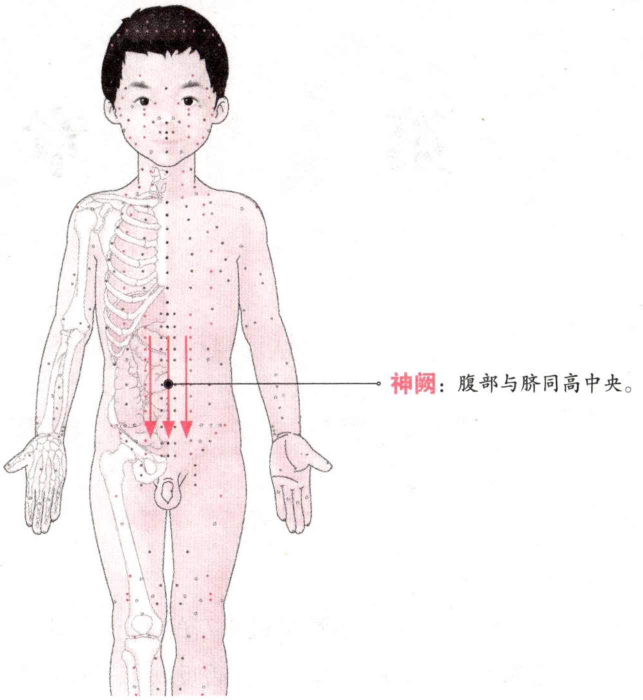

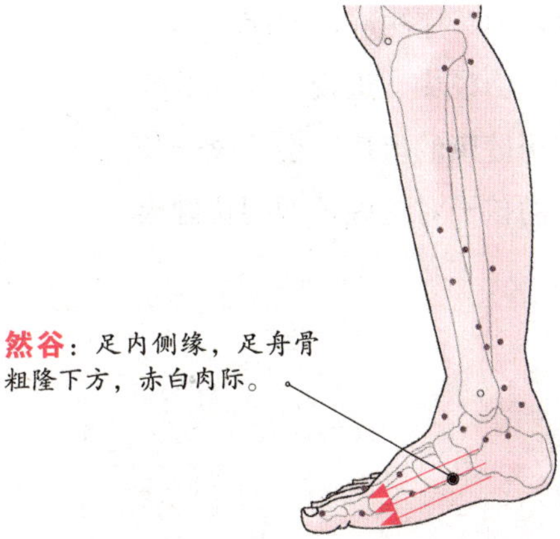

父母刮痧

时间	运板	次数
10～15分钟	面刮法	20～30次

第10章

五官部疾病

孩子的五官表情是最丰富的，他们的喜怒哀乐都写在脸上。眼、耳、口、舌反映了五脏六腑的运行状况和心理、精神状况，父母从脸上可以看出孩子身体健康的状况，所以，一旦发现孩子的五官出现不正常的情况，父母要尽快通过中医疗法进行治疗。

小儿五官科疾病，如视力模糊、近视、牙痛等疾病，都是一些长期困扰孩子健康的疾病，会让孩子长期感到不舒服，所以要帮助孩子对这些长期困扰健康的疾病进行彻底治疗。

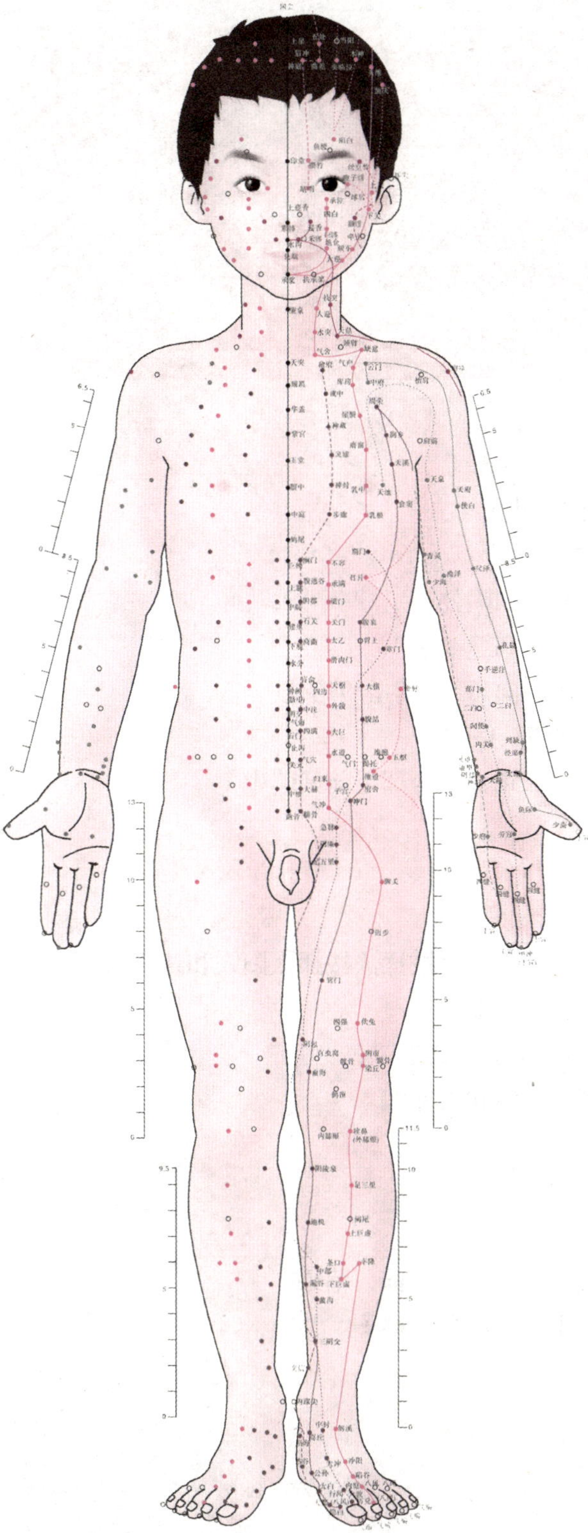

本章看点

MUCHIZHONGTONG

目赤肿痛

目赤肿痛俗称“红眼”或“暴发火眼”，症状表现为眼睛红肿、迎风流泪，目涩、怕光，严重可导致急性结膜炎、出血性结膜炎等急症。儿童活泼好动，手上经常沾上细菌，一揉眼睛，很容易感染引起目赤肿痛。另外，风热湿邪或肝胆火邪侵袭目窍也容易引起此病。

刮痧穴位

督脉：上星（前发际正中直上1寸）

膀胱经：睛明（目内眦旁0.1寸）

胆经：风池（项部，风府穴两旁凹陷处）

侠溪（足背，第四、五之间缝纹端）

经外：太阳（眉梢与目外眦之间向后约1横指凹陷处）

肺经：少商（拇指桡侧指甲旁约0.1寸）

肝经：太冲穴（足背，第一、二跖骨结合部之前凹陷中）

刮痧顺序

第一步，用面刮法刮拭上星穴，用平面按揉法按揉太阳穴和睛明穴；

第二步，用单角刮法刮拭后发际风池穴；

第三步，用面刮法刮拭大拇指侧的少商穴；

第四步，用垂直按揉法刮拭侠溪穴和太冲穴。

辅助食疗

宜食：苦瓜、菊花、赤小豆、白菜、西红柿、苹果。

忌食：辛辣、狗肉、大蒜、生姜、荠菜、桃子。

取穴　刮痧

上星：前发际正中直上1寸。

睛明：目内眦旁0.1寸。

太阳：眉梢与目外眦之间向后约1横指凹陷处。

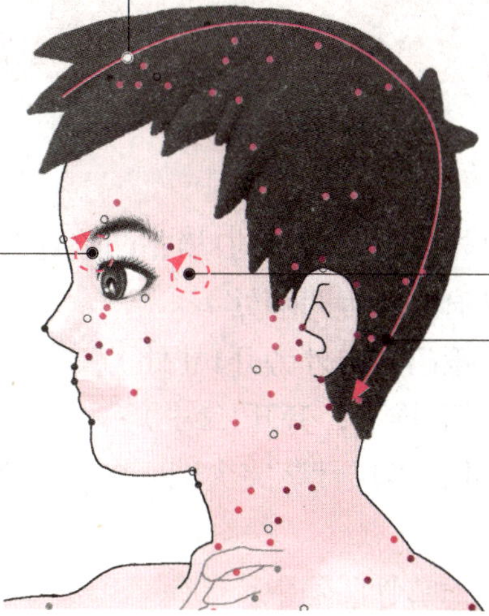

风池：项部，风府穴两旁凹陷处。

太冲：足背，第一、二跖骨结合部之前凹陷中。

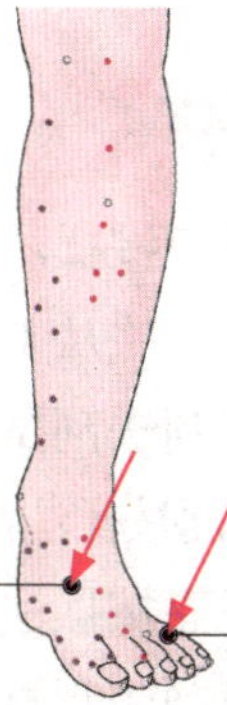

侠溪：足背，第四、五之间缝纹端。

少商：拇指桡侧指甲旁约0.1寸。

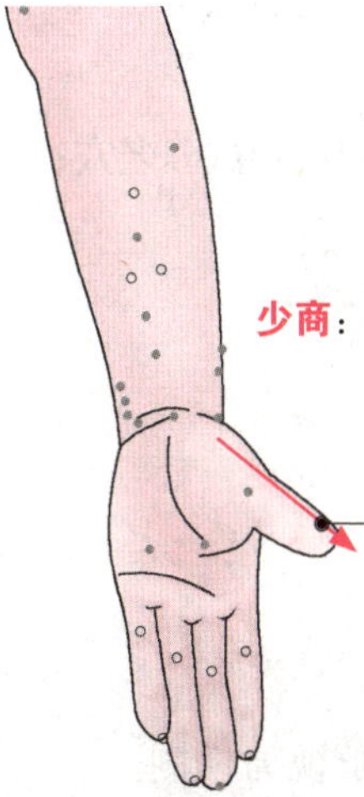

父母刮痧

时间	运板	次数
10～15分钟	面刮法 按揉法 角刮法	20～30次

SHILIMOHU

视力模糊

视力模糊往往是因为孩子学习或者看电视、打游戏时间过长等原因，而引起的视力模糊的现象，这种情况应该尽快帮孩子治疗，否则长期以往就会导致孩子假性近视的现象。

刮痧穴位

经外：太阳（眉梢与目外眦之间向后约1横指凹陷处）

胆经：风池（项部，风府穴两旁凹陷处）

膀胱经：天柱（项部，哑门穴向外旁开1寸处）

肝俞（背部，第9椎下，旁开1.2寸）

小肠经：养老（腕后1寸，当尺骨茎突尖端，向内翻掌或掌心贴胸有缝开为穴）

大肠经：合谷（第一、二掌骨凹陷中)

胃经：足三里（外侧膝眼下直下3寸，距胫骨前嵴1横指处）

刮痧顺序

第一步，用平面按揉法刮拭外眼角上方的太阳穴；

第二步，用面刮法从上往下分段刮拭后脑部的风池穴、天柱穴；

第三步，用面刮法刮拭脊背部的肝俞穴；

第四步，用平面按揉法刮拭小手臂阳面的合谷穴，用面刮法刮拭养老穴；

第五步，用平面按揉法刮拭小腿正前方的足三里穴；

第六步，用面刮法刮拭小腿外侧的光明穴。

辅助食疗

忌食：大蒜、生姜、辣椒。

菊花饮：将干燥的菊花花蕾泡在开水中饮用，有效缓解视力模糊。

取穴　刮痧

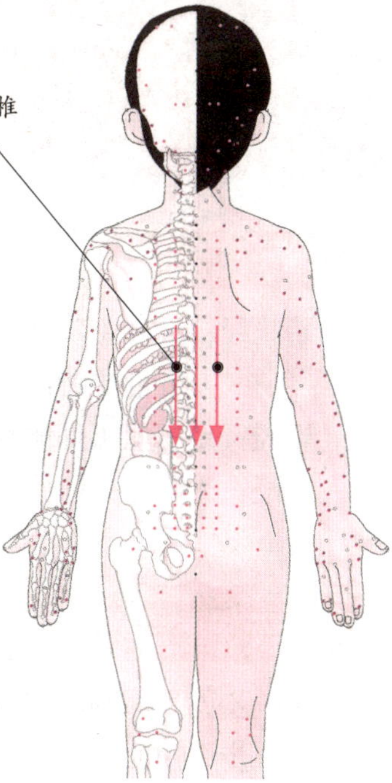

肝俞：背部，第9椎下，旁开1.2寸。

太阳：眉梢与目外眦之间向后约1横指凹陷处。

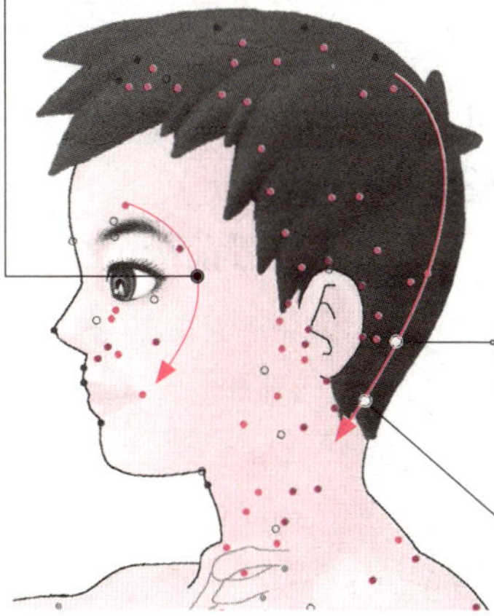

风池：项部，风府穴两旁凹陷处。

天柱：项部，哑门穴向外旁开1寸处。

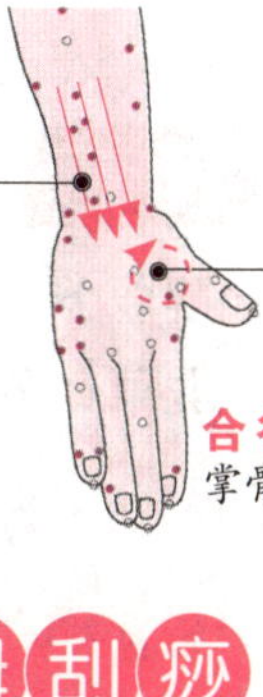

养老：腕后1寸，当尺骨茎突尖端，向内翻掌或掌心贴胸有缝开为穴。

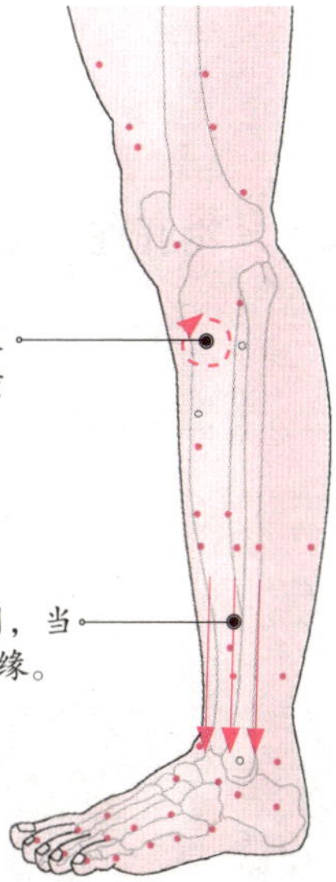

足三里：外侧膝眼下直下3寸，距胫骨前嵴1横指处。

合谷：第一、二掌骨凹陷中。

光明：人体的小腿外侧，当外踝尖穴上5寸，腓骨前缘。

父母刮痧

时间	运板	次数
10~15分钟	面刮法 平面按揉法	20~30次

JIAOMOYAN

角膜炎

角膜炎是因角膜外伤，细菌及病毒侵入角膜引起的炎症，主要症状为患儿的眼睛有异物感，刺痛甚至烧灼感。球结膜表面混合性充血，伴有怕光、流泪、视力障碍和分泌物增加等症状。角膜表面浸润有溃疡形成。

刮痧穴位

膀胱经：天柱（项部，哑门穴向外旁开1寸处）

肝俞（背部，第9椎下，旁开1.2寸）

胃经：足三里（外侧膝眼下直下3寸，距胫骨前嵴1横指处）

胆经：光明（人体的小腿外侧，当外踝尖穴上5寸，腓骨前缘）

刮痧顺序

第一步，用面刮法刮拭后脑部的天柱穴；

第二步，用面刮法刮拭脊背部的肝俞穴、肾俞穴；

第三步，用平面按揉法刮拭小腿正前方的足三里穴；

第四步，用面刮法刮拭小腿外侧的光明穴。

辅助食疗

宜食：胡萝卜、南瓜、西红柿、枣、瘦肉、动物肝脏、大豆。

忌食：韭菜、荠菜、香葱、水产品。

取穴 刮痧

天柱：项部，哑门穴向外旁开1寸处。

肝俞：背部，第9椎下，旁开1.2寸。

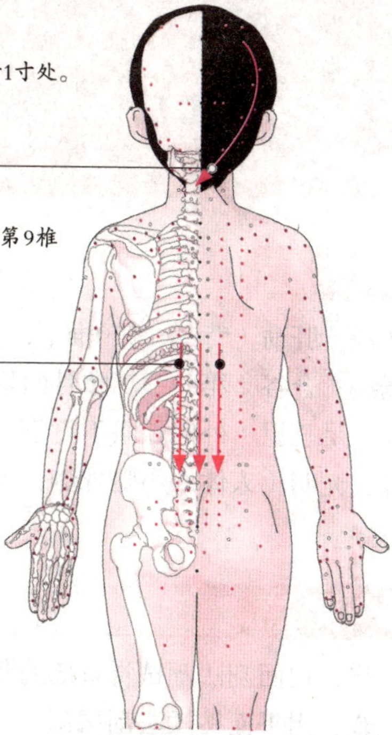

光明：人体的小腿外侧，当外踝尖穴上5寸，腓骨前缘。

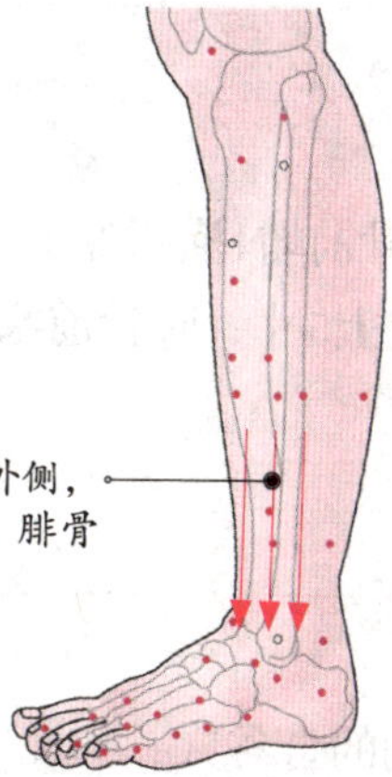

足三里：外侧膝眼下直下3寸，距胫骨前嵴1横指处。

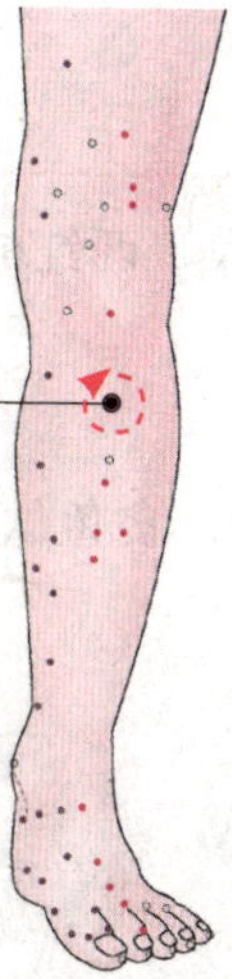

父母刮痧

时间	运板	次数
10～15分钟	面刮法 平面按揉法	20～30次

YEMANGZHENG

夜盲症

夜盲症是一种眼病，是指在夜间或者光线昏暗的地方或环境下视物不清，主要是由于视网膜杆状细胞缺乏合成视紫红质的原料或杆状细胞本身的病变而导致的，根据发病来源的不同，可分为先天性疾病（因遗传的原因）、后天性疾病（因视神经萎缩、脉络膜视网膜炎等）和全身性疾病（因营养不良、肝脏疾病或消化道疾病等引起）三类。

刮痧穴位

膀胱经：肝俞（背部，第9椎下，旁开1.2寸）

大肠经：合谷（第一、二掌骨凹陷中）

胃经：足三里（外侧膝眼下直下3寸，距胫骨前嵴1横指处）

胆经：光明（人体的小腿外侧，当外踝尖穴上5寸，腓骨前缘）

刮痧顺序

第一步，用面刮法刮拭脊背部的肝俞穴；

第二步，用平面按揉法刮拭第一、二掌骨间的合谷穴；

第三步，用平面按揉法刮拭足三里穴，用面刮法刮拭小腿正前方的光明穴。

辅助食疗

宜食：动物肝脏、胡萝卜、鱼肝油、菠菜、西红柿

忌食：油炸、辛辣、荠菜、莴苣、胡椒。

鲫鱼汤：新鲜鲫鱼，洗净，清炖鲫鱼汤，食鱼饮汤，可有效治愈孩子的夜盲症。

取穴 刮痧

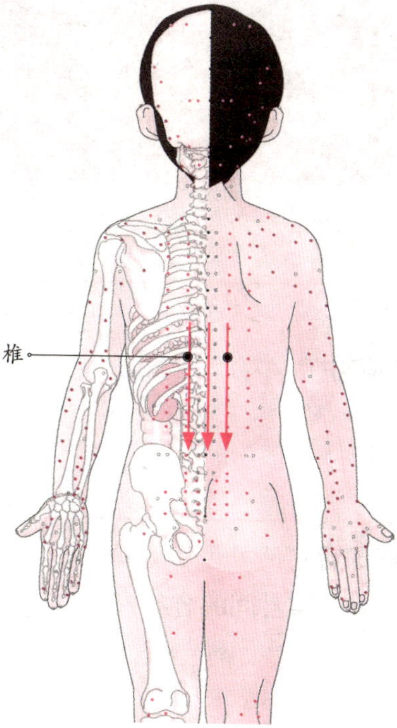

肝俞：背部，第9椎下，旁开1.2寸。

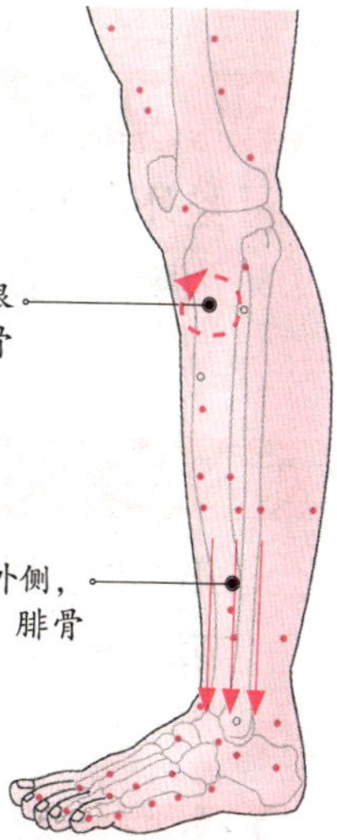

足三里：外侧膝眼下直下3寸，距胫骨前嵴1横指处。

光明：人体的小腿外侧，当外踝尖穴上5寸，腓骨前缘。

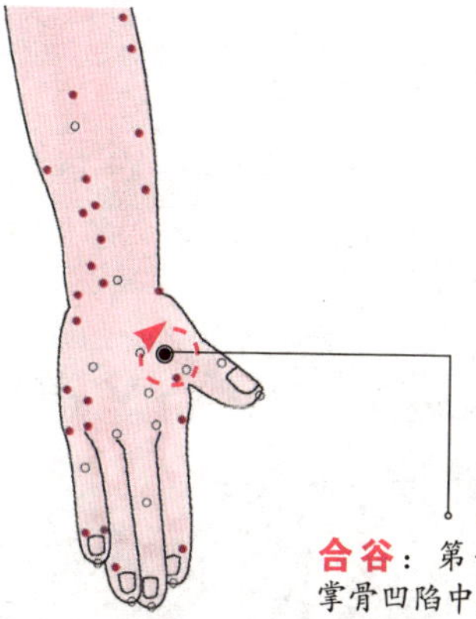

合谷：第一、二掌骨凹陷中。

父母刮痧

时间	运板	次数
10～15分钟	面刮法 平面按揉法	20～30次

XIESHI

斜视

斜视是指两眼不能同时注视目标，属眼外肌疾病，儿童患斜视主要是单眼性内斜，一般是由于看电视、看电脑、打游戏、斜卧床上看书，视力因有差别而集中于一侧，长此以往，视力差的沦为内斜。

刮痧穴位

经外：球后（下眼睑板上）

大肠经：合谷（第一、二掌骨凹陷中）

刮痧顺序

第一步，用平面按揉法刮拭眼眶球后穴；

第二步，用平面按揉法刮拭第一、二掌骨间的合谷穴。

治病窍门

预防孩子斜视就要从小培养孩子良好的生活习惯，注意观察小孩的头的位置，不能经常偏向一侧，在孩子看书、看电视时随时调整孩子的坐姿，养成习惯。

取穴 刮痧

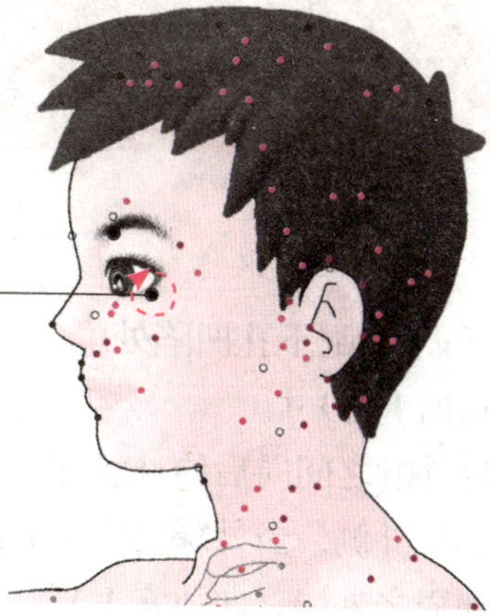

球后：下眼睑板上。

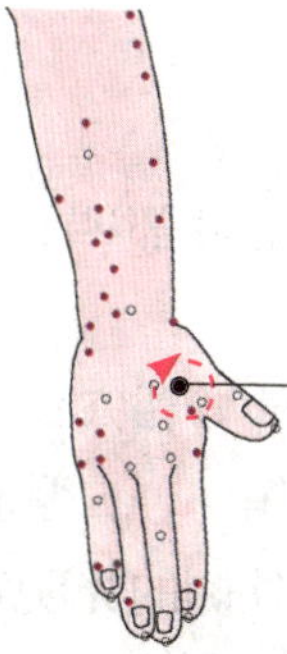

合谷：第一、二掌骨凹陷中。

父母刮痧

时间	运板	次数
10～15分钟	平面按揉法	20～30次

SEMANG

色盲

色盲是一种先天性的色觉障碍疾病，是人类最普通的一种遗传性疾病，最常见的是红绿色盲。因此，若是家长发现自己是色盲时，就要对孩子的视觉进行检查，及早发现孩子视觉是否正常。红绿色盲患儿对交通标识有错误的认识，家长要及时纠正。

刮痧穴位

胃经：四白（眼部目下1寸、眶下孔凹陷处）

膀胱经：睛明（内眦角内上方1寸）

胆经：太阳（眉梢与目外眦之间向后约1横指凹陷处）

光明（人体的小腿外侧，当外踝尖穴上5寸，腓骨前缘）

三焦经：丝竹空（面部眉之外端，曲池穴上5寸）

大肠经：臂臑（上肢三角肌下端的偏内侧，曲池穴上5寸）

合谷（第一、二掌骨凹陷中）

刮痧顺序

第一步，用平面按揉法按揉眼部四白穴、太阳穴、丝竹空穴、睛明穴；

第二步，用面刮法刮拭手臂的臂臑穴；

第三步，用平面按揉法刮拭第一、二掌骨间的合谷穴；

第四步，用面刮法刮拭小腿外侧的光明穴。

取穴 刮痧

丝竹空：面部眉之外端，曲池穴上5寸。

睛明：内眦角内上方1寸。

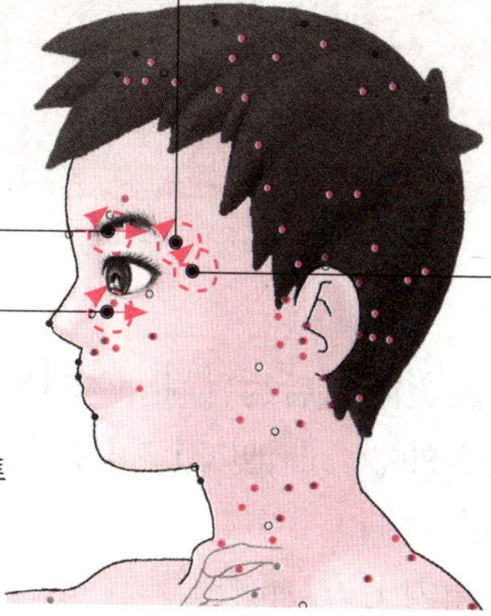

太阳：眉梢与目外眦之间向后约1横指凹陷处。

四白：眼部目下1寸，眶下孔凹陷处。

臂臑：上肢三角肌下端的偏内侧，曲池穴上5寸。

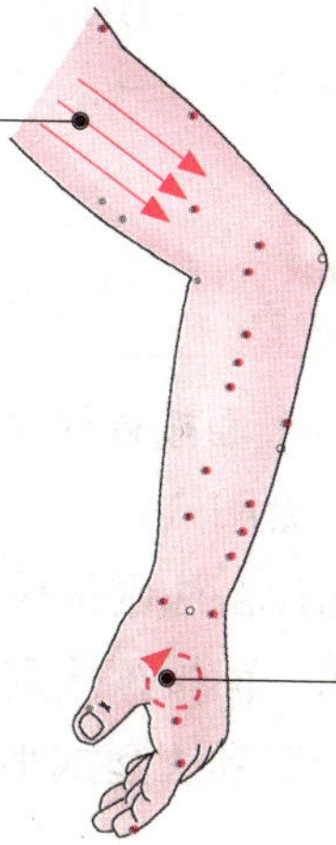

合谷：第一、二掌骨凹陷中。

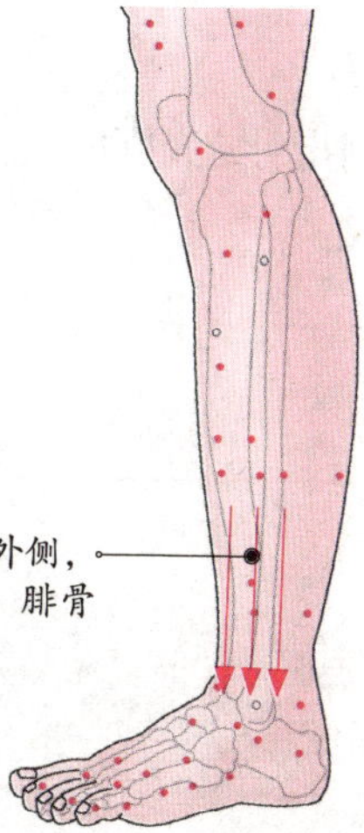

光明：人体的小腿外侧，当外踝尖穴上5寸，腓骨前缘。

父母刮痧

时间	运板	次数
10～15分钟	面刮法 平面按揉法	20～30次

JINSHI

近视

近视是指在视网膜的前面成像，远处的物体聚焦不准的一种状态，是由于角膜和视网膜之间距离过长，即眼睛晶状体的折射力过强等原因引起的。近视被认为与遗传因素有密切关系。儿童调节水晶体的折射力的睫状肌很有弹力，一旦睫状肌紧张，就容易导致近视。看书、玩电脑游戏、看电视都容易导致近视。

刮痧穴位

经外：太阳（眉梢与目外眦之间向后约1横指凹陷处）

三焦经：丝竹空（面部眉之外端，曲池穴上5寸）

膀胱经：攒竹（头部眉毛内侧端）

睛明（面部内眦角内上方1厘米）

胆经：风池（项部，风府穴两旁凹陷处）

光明（人体的小腿外侧，当外踝尖穴上5寸，腓骨前缘）

大肠经：合谷（第一、二掌骨凹陷中）

刮痧顺序

第一步，用平面按揉法刮拭眼睛四周的攒竹穴、丝竹空穴，用同样方法刮拭睛明穴、太阳穴；

第二步，用面刮法刮拭风池穴；

第三步，用平面按揉法刮拭第一、二中侧指骨之间的合谷穴；

第四步，用面刮法刮拭小腿外侧的光明穴。

辅助食疗

宜食：胡萝卜、鳗鱼、猪肉、动物肝脏。

忌食：大蒜、辣椒、生姜。

取穴 刮痧

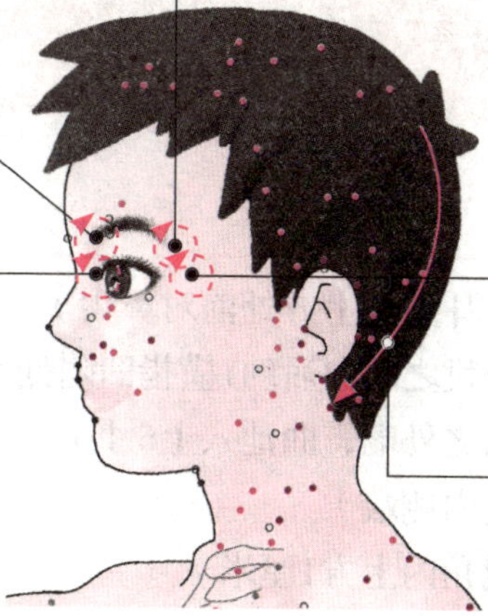

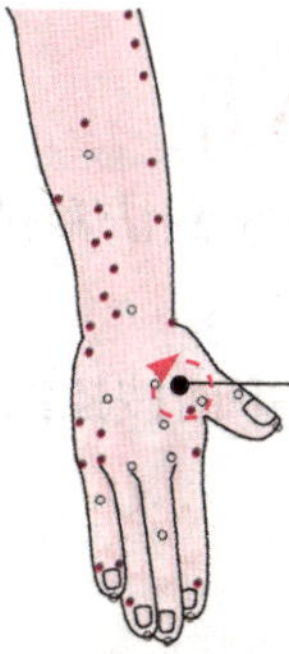

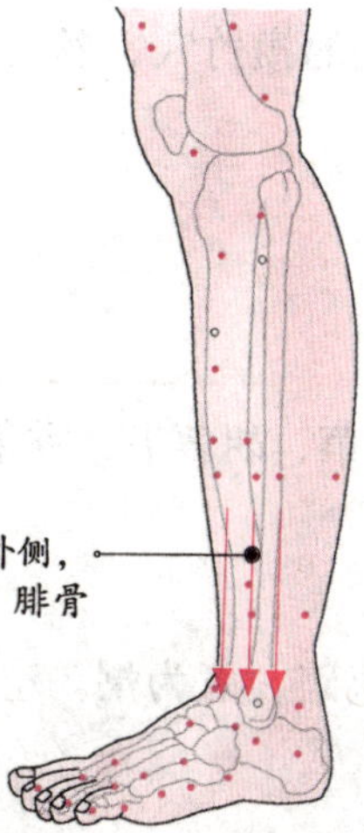

父母刮痧

时间	运板	次数
10～15分钟	面刮法 平面按揉法	20～30次

SHIPILAO

视疲劳

视疲劳是一种眼科常见病，主要症状表现为眼干、眼涩、眼酸胀，视物模糊甚至视力下降，直接影响着孩子的学习与生活。平时如果孩子看电脑、看书或看电视很长时间之后，就会有视疲劳的现象。这种情况一旦严重，就会引发一系列的眼部疾病，因此家长应当给予高度重视。

刮痧穴位

督脉：百会（头顶中央，耳尖直上方处前对鼻尖）

经外：太阳（眉梢与目外眦之间向后约1横指凹陷处）

三焦经：丝竹空（面部眉之外端，曲池穴上5寸）

膀胱经：攒竹（头部眉毛内侧端）

睛明（面部内眦角内上方1厘米）

天柱（项部，哑门穴向外旁开1寸处）

胆经：风池（项部，风府穴两旁凹陷处）

刮痧顺序

第一步，用角刮法刮拭全头，重点刮拭百会穴，用面刮法刮拭风池穴、天柱穴；

第二步，用平面按揉法刮拭眼睛四周的攒竹穴、丝竹空穴，用同样方法刮拭睛明穴。

辅助食疗

宜食：动物肝脏、奶油、鸡蛋黄、菠菜、胡萝卜、香菜。

忌食：大蒜、巧克力。

玉米仁粥：玉米仁30克。将玉米仁捣碎，煮为粥。空腹食用，具有明目功效。

取穴 刮痧

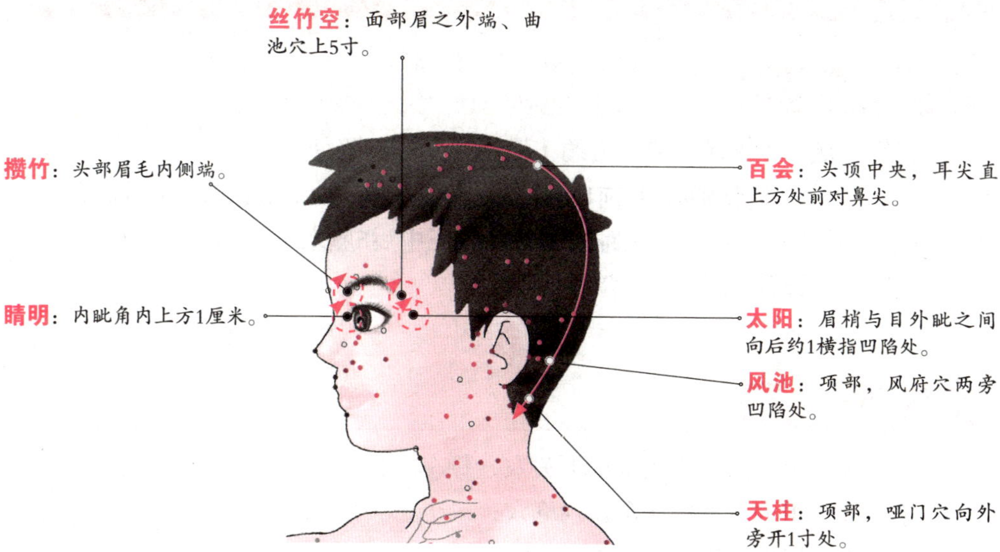

父母刮痧

时间	运板	次数
10～15分钟	面刮法 角刮法 平面按揉法	20～30次

YATONG

牙痛

牙痛是发生于牙齿本身的疾病和临近组织的疾病，如三叉神经痛等，主要症状为牙齿及牙龈红肿疼痛，是由于孩子平时不注意口腔卫生，或吃了很多零食而导致的，在儿童当中非常普遍。家长要在平时督促孩子养成“早晚刷牙，饭后漱口的好习惯”，一旦孩子出现牙痛症状，就要通过刮痧疗法积极治疗。

刮痧穴位

胃经：颊车（下颌角前上方约 1 横指，按之凹陷处）

下关(头部侧面，耳前1横指，颧弓下陷处，张口时隆起，闭口取穴)

内庭（足第二、三趾缝间、趾蹼正中后5厘米）

大肠经：合谷（第一、二掌骨凹陷中)

刮痧顺序

第一步，用平面按揉法刮拭下关穴、颊车穴；

第二部，用垂直按揉法刮拭内庭穴；

第三步，用平面按揉法刮拭合谷穴。

辅助食疗

宜食：南瓜、西瓜、芹菜、萝卜。

忌食：酸性食品、冷饮、辛辣、油腻。

鸡蛋一个，将蛋清倒入碗内，加白酒100毫升，搅成糊状，睡前服之。

取穴 刮痧

下关：头部侧面，耳前1横指，颧弓下陷处，张口时隆起，闭口取穴。

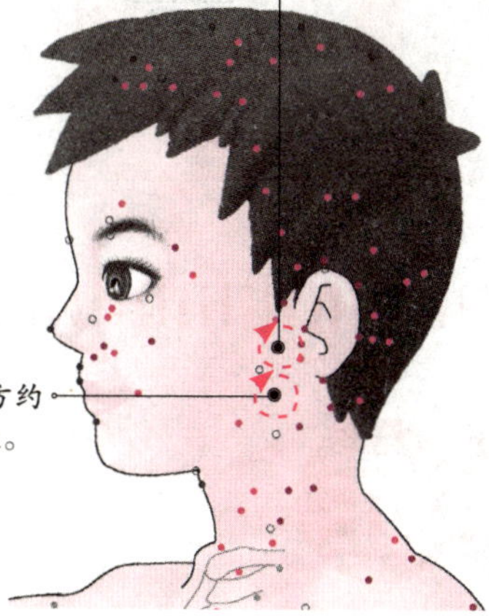

颊车：下颌角前上方约1横指，按之凹陷处。

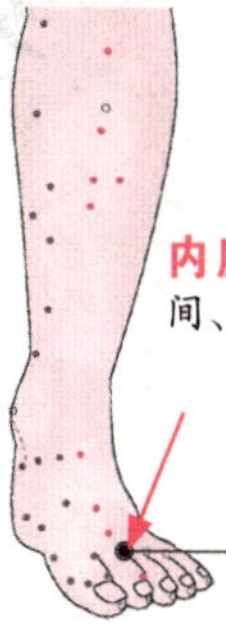

内庭：足第二、三趾缝间、趾蹼正中后5厘米。

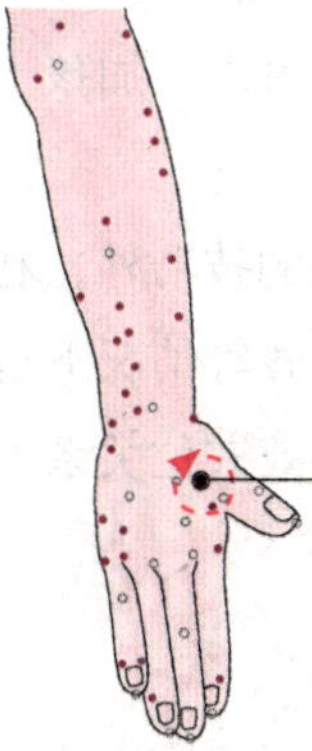

合谷：第一、二掌骨凹陷中。

父母刮痧

时间	运板	次数
10～15分钟	平面按揉法 垂直按揉法	20～30次

第11章

急症

小儿自我保护能力比较弱，在遇到危险时很难自救，而且随着社会物质生活的丰富，儿童在家庭、室外以及自然灾害中遭受侵害的概率也在增加，父母在平时要掌握一些急救措施，在危急时刻可以增加孩子获救的机会，挽救孩子的生命。

父母除了学会紧急包扎、科学避难的技巧外，利用中医的按摩、刮痧法在晕厥、溺水急救等情况下也能发挥巨大的作用，因为人体有很多特效穴位关系人体命脉，也是父母需要掌握的。

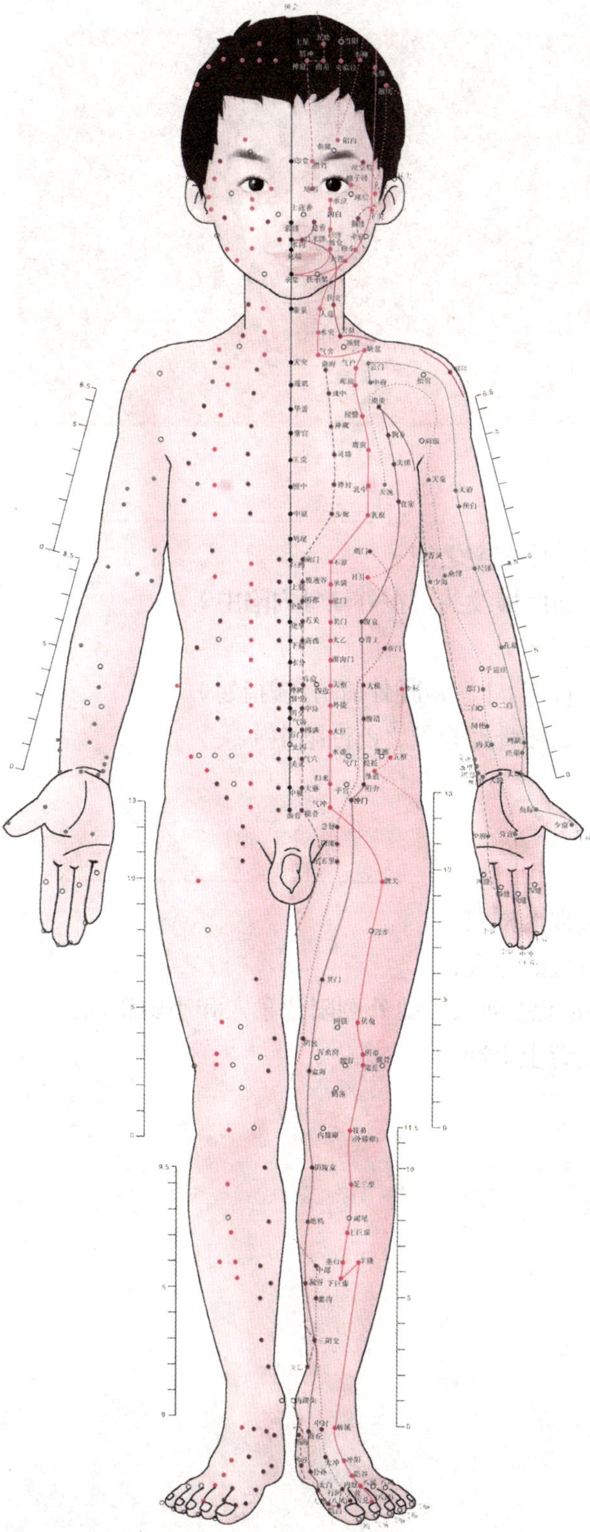

本章看点

JINGJUE

惊厥

惊厥是小儿最常见的危机症候之一，民间素有“小儿之病，最重惟惊”之说，主要表现为频繁抽搐和神志不清，又称“抽风”，多发病在1～5岁，年龄越小发病率越高。由于表现症状多突然，因此父母碰到这种情况容易惊慌失措，错失治疗的最佳时间。父母掌握惊厥的刮痧方法，可以在医生未到之前给孩子刮痧，挽救孩子的生命。

刮痧穴位

督脉：大椎（第7颈椎与第1胸椎棘突之间）

大肠经：曲池（手心向里，屈肘横纹头，在外辅骨内陷中）

胆经：阳陵泉（腓骨小头前下部）

胃经：足三里（外侧膝眼下直下3寸，距胫骨前嵴1横指处）

胆经：太冲（足背，第一、二跖骨结合部之前凹陷中）

刮痧顺序

第一步，用角刮法刮拭后头部大椎穴；

第二步，用面刮法刮拭手肘处曲池穴；

第三步，用面刮法或平面按揉法刮拭小腿外侧阳陵泉穴和小腿正前方足三里穴，用垂直按揉法刮拭足背上太冲穴。

取穴 刮痧

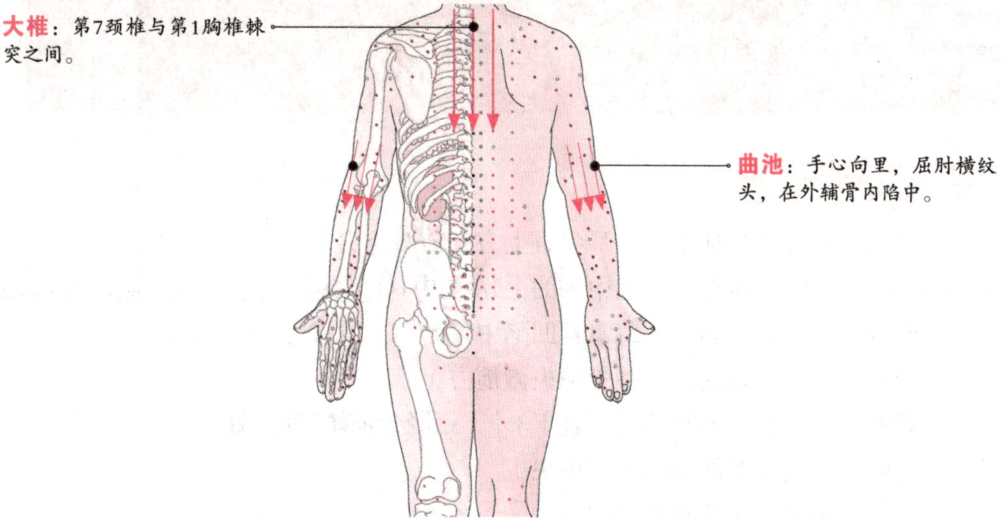

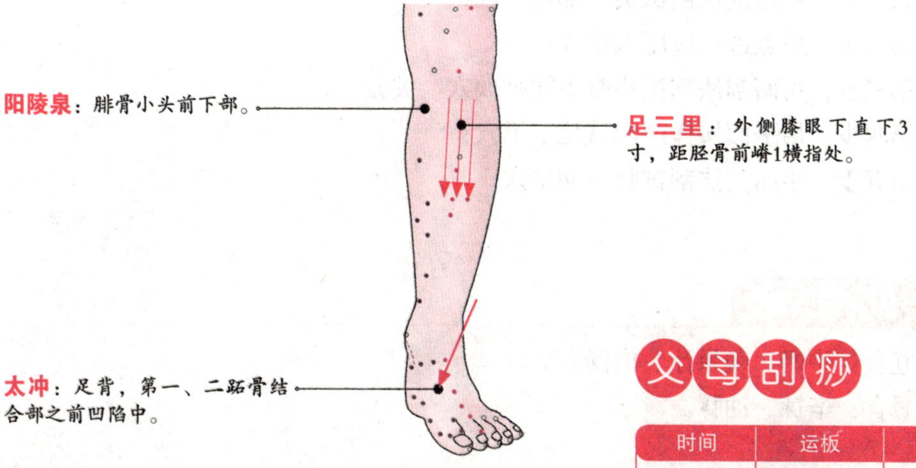

父母刮痧

时间	运板	次数
10～15分钟	面刮法 角刮法	20～30次

XIUKEHUNMI

休克昏迷

休克昏迷是指患儿因外伤、出血、烧烫伤等伤害或情绪过度刺激及恐惧而引起的一种血液循环量不足的情况，主要表现为患儿肤色苍白、冰冷，脉搏快而弱，呼吸浅而快，感觉口渴并可能有呕吐现象，若没有及时处理，会意识丧失、体温下降，并且可能死亡。

刮痧穴位

督脉：百会（头顶中央，耳尖直上方处前对鼻尖）

人中（面部，当人中沟的上1/3与中1/3交点）

大肠经：合谷（第一、二掌骨凹陷中)

肾经：涌泉（足底，足趾骨中央微前方）

胃经：足三里（外侧膝眼下直下3寸，距胫骨前嵴1横指处）

任脉：神阙（腹部与脐同高中央）

关元（腹部脐下2.5寸）

刮痧顺序

第一步，用角刮法刮拭头顶部百会穴；

第二步，用点按法按压人中穴；

第三步，用面刮法刮拭小腹中间神阙穴、关元穴；

第四步，用平面按揉法刮拭足三里穴；

第五步，用面刮法刮拭脚底涌泉穴。

辅助食疗

宜食：牛奶、蔬果汁、肉汤。

忌食：辛辣、油腻。

取穴 刮痧

百会：头顶中央，耳尖直上方处前对鼻尖。

涌泉：足底，足趾骨中央微前方。

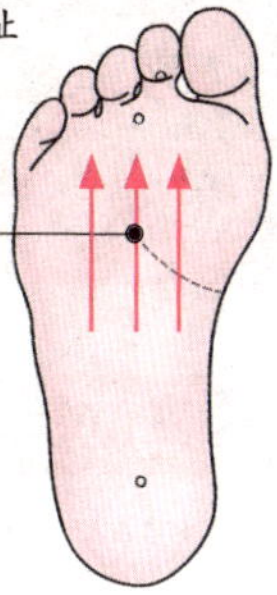

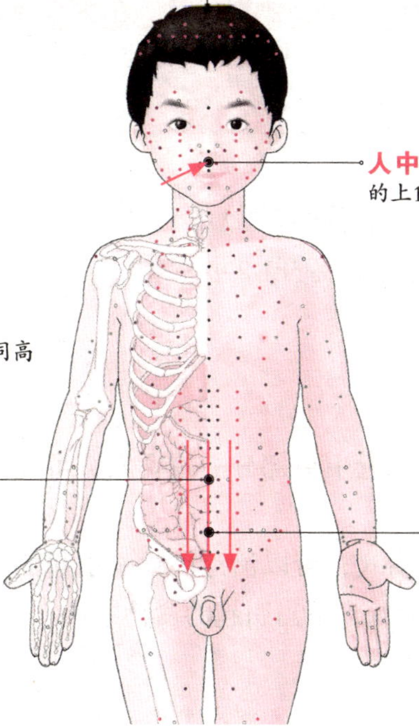

人中：面部，当人中沟的上1/3与中1/3交点。

神阙：腹部与脐同高中央。

关元：腹部脐下2.5寸。

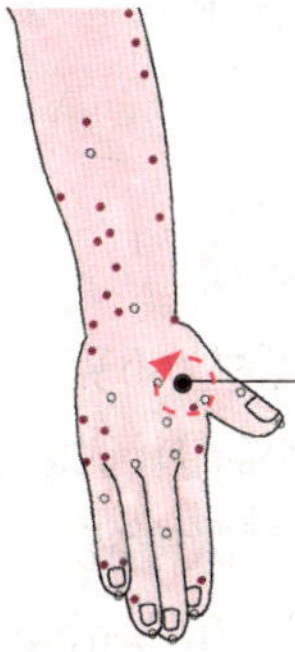

合谷：第一、二掌骨凹陷中。

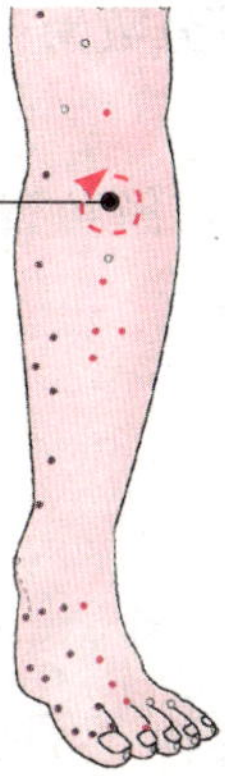

足三里：外侧膝眼下直下3寸，距胫骨前嵴1横指处。

父母刮痧

时间	运板	次数
15～20分钟	角刮法 点按法 面刮法 平面按揉法	25～30次

ZHONGDU

中毒

小孩由于对食物的辨别不清，会吃下有毒的食物，有时也会因食物不干净、药物过期而引起食物中毒或者药物中毒。这时候，家长千万不要惊慌，除了要赶紧将孩子送往医院外，在等待救援的时间里，也可以运用刮痧疗法给孩子祛除毒素，尽可能地挽救孩子的生命。

刮痧穴位

肾经：筑宾（小腿内侧近中央部分）

膀胱经：肾俞（第2腰椎棘突下，脊柱旁开1.2寸）

大肠俞（腰部，第16椎下，旁开1.2寸）

刮痧顺序

第一步，用面刮法刮拭小腿内侧近中央部分的筑宾穴，可以治疗小儿胎毒、药物中毒；

第二步，用面刮法刮拭腰部肾俞穴，可以治疗因饮水引起的中毒；用同样方法刮拭大肠俞穴，可以治疗因饮食不当引起的食物中毒。

辅助食疗

食盐解毒：食盐60克。将食盐炒黄，用开水溶化内服，以催吐；也可用食盐1汤匙，炒后煎汤饮服，或者饮大量质量分数为千分之五的盐水，然后用手指或羽毛刺激喉咙，促进呕吐。

生姜汤解毒：生姜适量，单用生姜煎服，可解鱼蟹中毒。或煮食鱼蟹时，稍加几片生姜，以防中毒。

取穴 刮痧

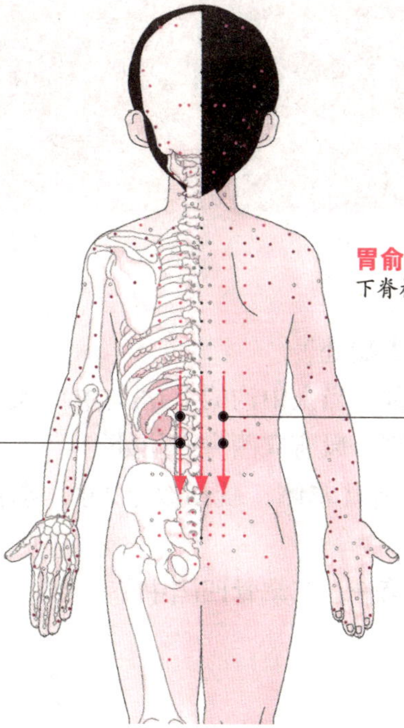

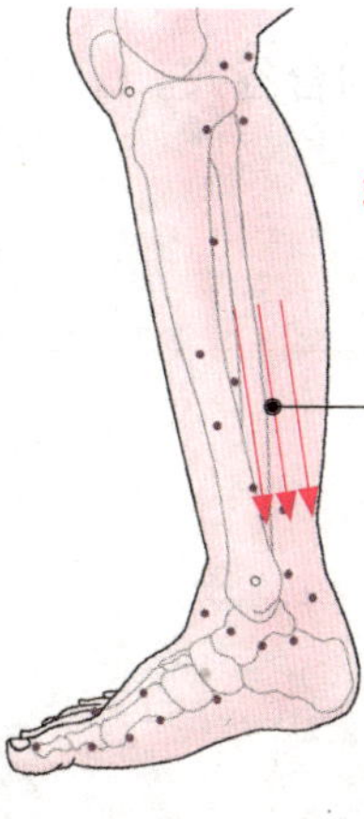

父母刮痧

时间	运板	次数
10～15分钟	面刮法	25～30次

MEIQIZHONGDU

煤气中毒

煤气中毒即一氧化碳中毒，多发生在冬春两季，家庭中因煤炉取暖或液化灶具、煤气管道泄露造成中毒。儿童由于体质较弱，一般受煤气中毒影响深。煤气中毒时病人最初感觉为头痛、头昏、恶心、呕吐、软弱无力，严重者将会迅速发生抽痉、昏迷，两颊、前胸皮肤及口唇呈樱桃红色，若救治不及时，可很快呼吸抑制而死亡。

刮痧穴位

督脉：素髎（鼻尖端处）

人中（面部，当人中沟的上1/3与中1/3交点）

胆经：风池（项部，风府穴两旁凹陷处）

心包经：内关（前臂掌侧，腕横纹上2寸，掌长肌腱与桡侧腕屈肌腱之间）

大肠经：合谷（第一、二掌骨凹陷中）

刮痧顺序

第一步，用点按法刮拭鼻尖的素髎穴和鼻柱下的人中穴；

第二步，用角刮法刮拭后发际的风池穴；

第三步，用面刮法刮拭前臂阴面的内关穴；

第四步，用平面按揉法刮拭第一、二掌骨间的合谷穴。

辅助食疗

忌食：绿豆、辣椒、坚硬食品。

取穴 刮痧

素髎：鼻尖端处。

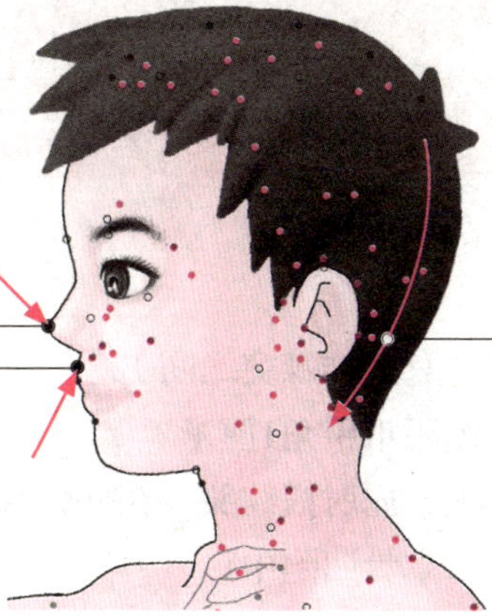

人中：面部，当人中沟的上1/3与中1/3交点。

风池：项部，风府穴两旁凹陷处。

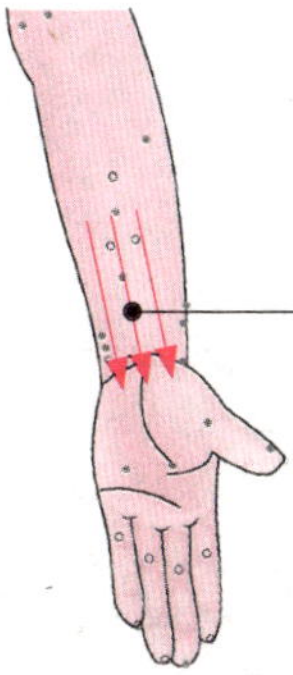

内关：前臂掌侧，腕横纹上2寸，掌长肌腱与桡侧腕屈肌腱之间。

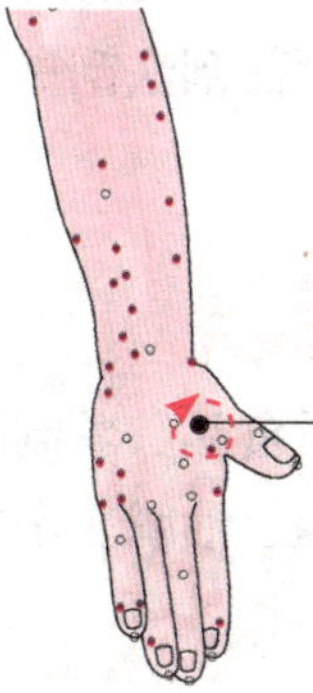

合谷：第一、二掌骨凹陷中。

父母刮痧

时间	运板	次数
10～15分钟	角刮法 面刮法 平面按揉法 点按法	20～30次

GAORE

高热

小儿的体温若是达到39.1～40℃，便被认定为高热，可分为急性高热和长期高热。发热时间超过两周则为长期发热，发热原因主要是感染性疾病或其他疾病引起的并发症。儿童在日常生活中受凉、受热或感染传染疫情等都会引起发热症状。

刮痧穴位

督脉：大椎（第7颈椎与第1胸椎棘突之间）
肺经：少商（手拇指桡侧距爪甲角1厘米）
大肠经：曲池（手心向里，屈肘横纹头，在外辅骨内陷中）
合谷（第一、二掌骨凹陷中)

刮痧顺序

第一步，用单角刮法刮拭后头部的大椎穴；
第二步，用面刮法刮拭前臂阳面的曲池穴，用平面按揉法刮拭合谷穴；
第三步，用面刮法刮拭拇指的少商穴。

辅助食疗

宜食：流质食品、乳制品、新鲜蔬菜、鱼类。
忌食：荤腥、油腻、辛辣。

取穴 刮痧

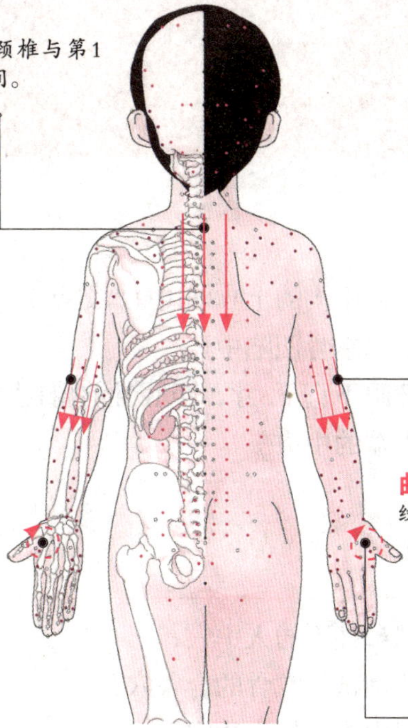

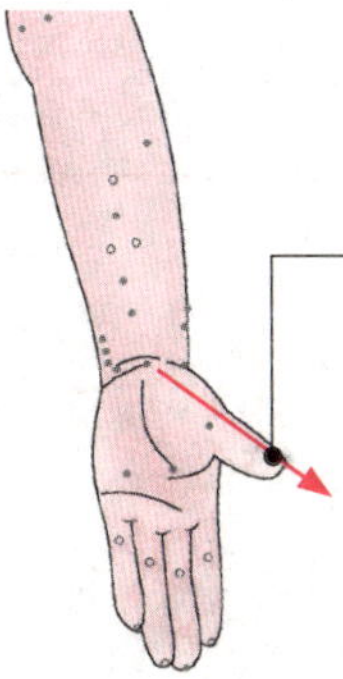

父母刮痧

时间	运板	次数
10～15分钟	面刮法 单角刮法 平面按揉法	20～30次

YUNJUE

晕厥

小儿晕厥是指患儿在很短时间内失去知觉的危机症状，一般会很快恢复，且对孩子的身体健康、智力不会有很大影响。但是若在此期间家长并不在场，则很有可能导致患儿遭到意外伤害。

刮痧穴位

督脉：人中（面部，当人中沟的上1/3与中1/3交点）
大肠经：合谷（第一、二掌骨凹陷中)
胃经：足三里（外侧膝眼下直下3寸，距胫骨前嵴1横指处）
心包经：中冲（中指尖端的中央）

刮痧顺序

第一步，用点按法刮拭鼻柱下的人中穴；
第二步，用平面按揉法刮拭手掌骨的合谷穴；
第三步，用面刮法刮拭中指上的中冲穴；
第四步，用平面按揉法刮拭小腿正前方的足三里穴。

辅助食疗

宜食：乳制品、蛋、鱼类。
忌食：辛辣。

取穴　刮痧

人中：面部，当人中沟的上1/3与中1/3交点。

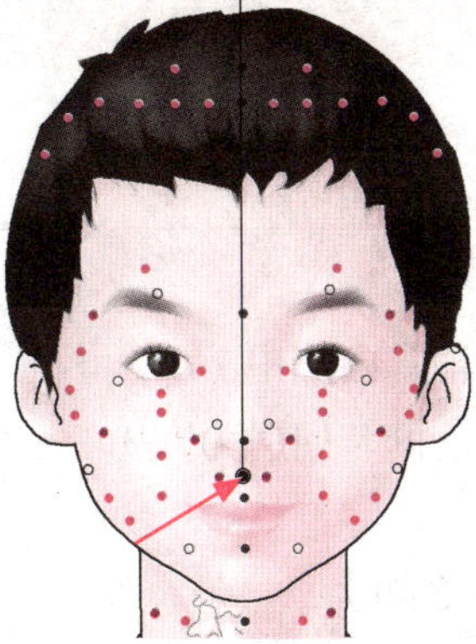

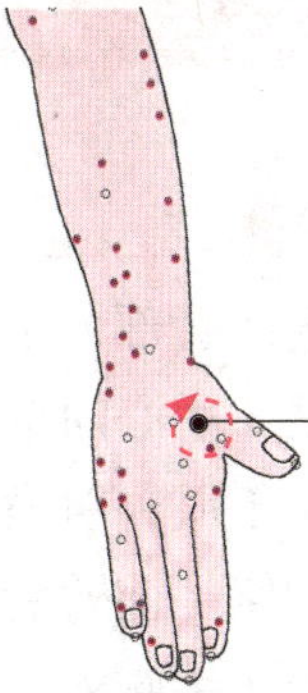

合谷：第一、二掌骨凹陷中。

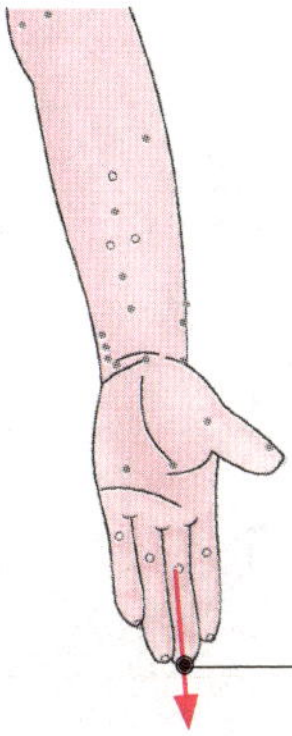

中冲：中指尖端的中央。

足三里：外侧膝眼下直下3寸，距胫骨前嵴1横指处。

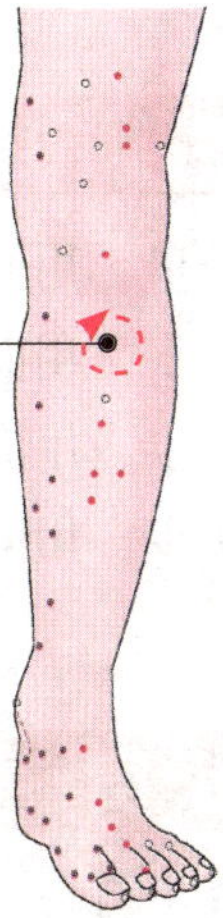

父母刮痧

时间	运板	次数
10～15分钟	面刮法 点按法 平面按揉法	20～30次

KAXIE

咯血

咯血是指喉头以下的呼吸道出血，经口腔咯出的病症，并伴有咳嗽动作，痰中带血或大口咯血都叫咯血。痰中带血是指少量出血与咳嗽咳痰同时出现，而大咯血多是支气管破裂时有大量鲜红色血突然咯出，病人恐惧甚至昏倒。

刮痧穴位

膀胱经：肺俞（背部，第3椎，旁开1.2寸）
大肠经：曲池（手心向里，屈肘横纹头，在外辅骨内陷中）
肺经：尺泽（上肢，肘横纹中，大筋外侧陷处，仰掌屈肘为穴）
三焦经：三阳络（前臂后侧，阳池上3寸）
心包经：郄门（手腕横纹正中直上3.5寸，两筋之间）
脾经：血海（下肢膑骨内上缘1.5寸，股内肌的隆起上）

刮痧顺序

第一步，用面刮法刮拭脊背部的肺俞穴；
第二步，用面刮法刮拭小手臂阳面的曲池穴、三阳络穴；
第三步，用面刮法刮拭小手臂阴面的尺泽穴、郄门穴；
第四步，用面刮法刮拭大腿内侧的血海穴。

辅助食疗

宜食：百合、藕、梨、花生、西瓜。
忌食：花椒、龙眼、樱桃、胡桃仁、杨梅。

取穴 刮痧

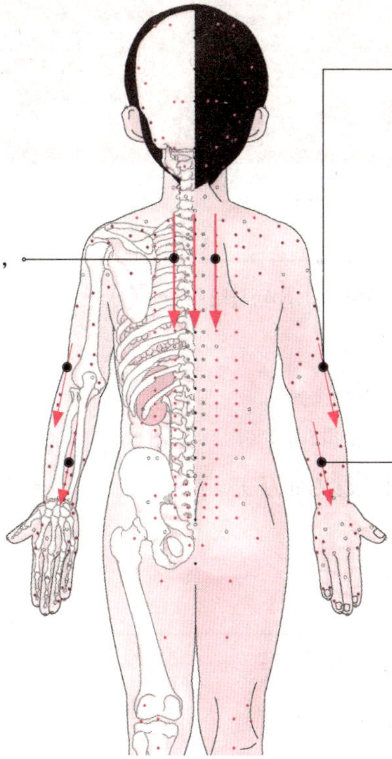

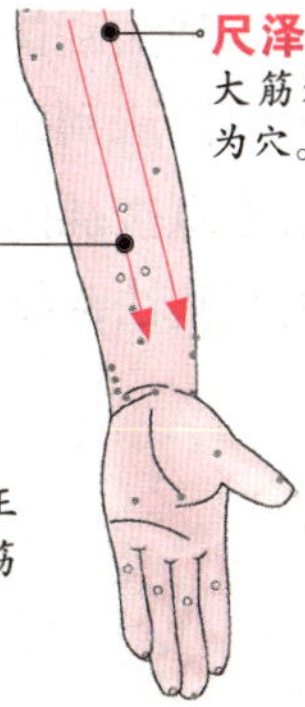

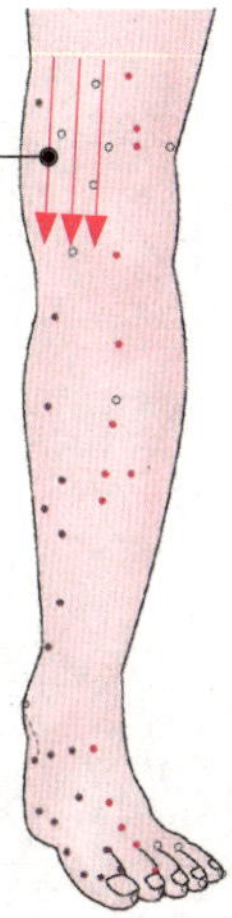

父母刮痧

时间	运板	次数
10～15分钟	面刮法	30次

NISHUIJIJIU

溺水急救

夏季是儿童溺水死亡的高发期，靠近江、河、水塘的儿童溺水事件尤其多见，在儿童意外死亡中占很大的比例。由于儿童在溺水后容易紧张、且自我控制能力弱，因此较成人而言，自我解救的能力更弱，若在落水2～3分钟后被救起，则症状较轻微，一旦时间较长，则抢救的成功率就降低了。

刮痧穴位

督脉：人中（面部，当人中沟的上1/3与中1/3交点）
任脉：会阴（会阴部正中）
心包经：中冲（中指尖端的中央）
肝经：太冲（足部，第一、二趾骨间）
肾经：涌泉（足底，足趾骨中央微前方）

刮痧顺序

第一步，用点按法刮拭鼻柱上的人中穴；
第二步，用面刮法刮拭中指上的中冲穴；
第三步，用点按法刮拭会阴部的会阴穴；
第四步，用垂直按揉法刮拭足背上的太冲穴；
第五步，用面刮法刮拭足底上的涌泉穴。

取穴　刮痧

人中：面部，当人中沟的上1/3与中1/3交点。

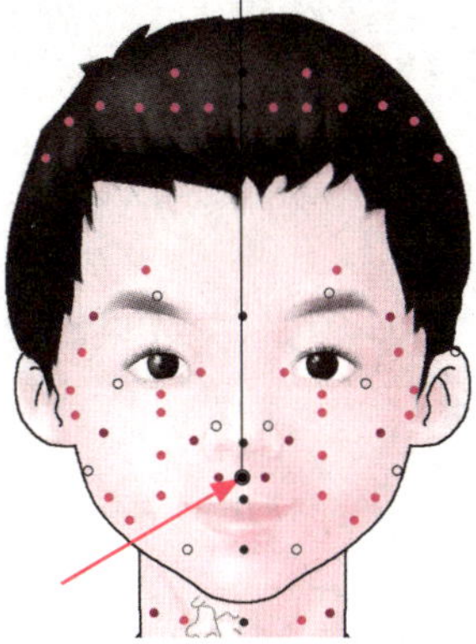

会阴：会阴部正中。

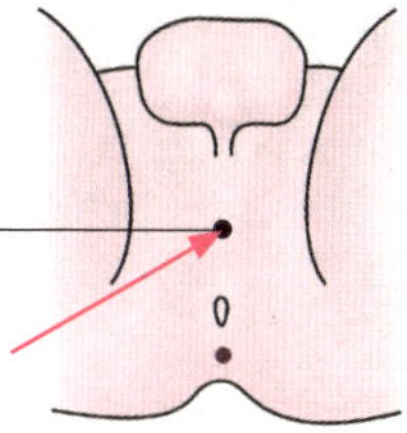

涌泉：足底，足趾骨中央微前方。

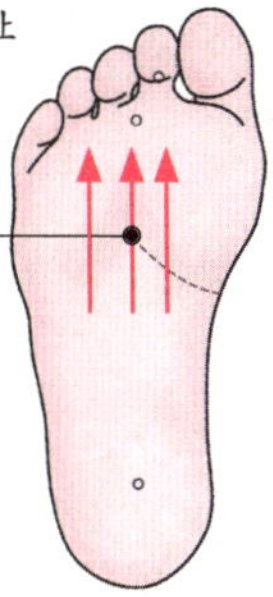

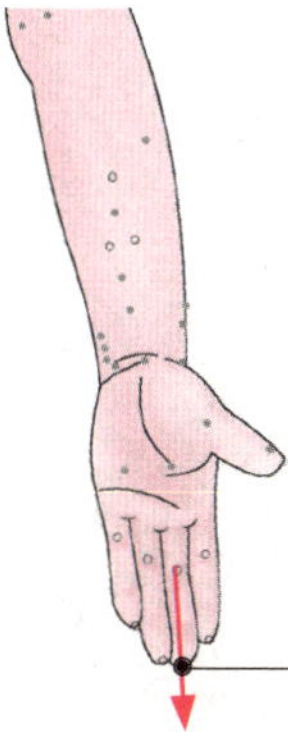

中冲：中指尖端的中央。

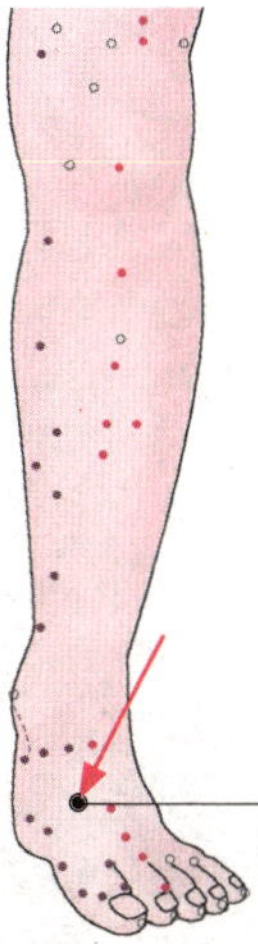

太冲：足背，第一、二跖骨结合部之前凹陷中。

父母刮痧

时间	运板	次数
10～15分钟	面刮法 点按法 垂直按揉法	20～30次